U0295136

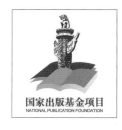
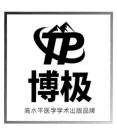

国家出版基金项目
NATIONAL PUBLICATION FOUNDATION

博极
高水平医学学术出版品牌

"十四五"国家重点出版物出版规划项目

COMPLEX DISEASES OF OSTEOARTICULAR SYSTEM

骨关节与运动系统复杂病

主　审　张英泽

主　编　张长青　陈云丰

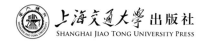

上海交通大学出版社
SHANGHAI JIAO TONG UNIVERSITY PRESS

内容提要

　　本书分为 10 章,包括肩部、肘部、骨盆、髋部、膝部、足踝部、脊柱、骨软组织肿瘤、小儿骨科和手外科修复重建相关病例。各个专业的专家对临床工作中的真实病例进行汇编,提出病例中存在的问题并对其进行分析,从病例存在的矛盾处提出合理或是创新性的治疗方案。书中的每个病例均有各自不同的特点,每个病例的病史记录都很详尽,其诊断、治疗有一定的复杂性及疑难性。本书可供高年资住院医师和主治医生参考。

图书在版编目(CIP)数据

　　骨关节与运动系统复杂病/张长青,陈云丰主编
. —上海:上海交通大学出版社,2023.1
　　整合医学出版工程. 复杂病系列
　　ISBN 978 - 7 - 313 - 21188 - 0

　　Ⅰ.①骨…　Ⅱ.①张…②陈…　Ⅲ.①关节疾病—诊疗　Ⅳ.①R684

　　中国版本图书馆 CIP 数据核字(2022)第 194435 号

骨关节与运动系统复杂病

GUGUANJIE YU YUNDONG XITONG FUZABING

主　　编:张长青　陈云丰
出版发行:上海交通大学出版社　　　　　地　　址:上海市番禺路 951 号
邮政编码:200030　　　　　　　　　　　电　　话:021 - 64071208
印　　制:上海万卷印刷股份有限公司　　经　　销:全国新华书店
开　　本:787mm×1092mm　1/16　　　　印　　张:11
字　　数:265 千字
版　　次:2023 年 1 月第 1 版　　　　　 印　　次:2023 年 1 月第 1 次印刷
书　　号:ISBN 978 - 7 - 313 - 21188 - 0
定　　价:68.00 元

版权所有　侵权必究
告读者:如发现本书有印装质量问题请与印刷厂质量科联系
联系电话:021 - 56928178

《整合医学出版工程·复杂病系列》
丛书编委会名单

主　　任　陈国强

副 主 任　胡翊群

编　　委（按姓氏笔画排序）

朱　兰　何　奔　狄　文　邹多武

沈　南　张长青　陈云丰　陈生弟

陈国强　邵　莉　周　新　周海燕

郑　青　赵维莅　胡翊群　贾仁兵

贾伟平　倪兆慧　蒋　益　薛　蔚

学术秘书　马　骏

本书编委会

主　审　张英泽

主　编　张长青　陈云丰

副主编　范存义　张先龙　杨庆诚　郑宪友　罗从风

编　　委（按姓氏笔画排序）

丁　坚（上海交通大学医学院附属第六人民医院）

王　琦（上海交通大学医学院附属第六人民医院）

王俏杰（上海交通大学医学院附属第六人民医院）

朱　奕（上海交通大学医学院附属第六人民医院）

刘　珅（上海交通大学医学院附属第六人民医院）

安智全（上海交通大学医学院附属第六人民医院）

苏　琰（上海交通大学医学院附属第六人民医院）

杨庆诚（上海交通大学医学院附属第六人民医院）

邹　剑（上海交通大学医学院附属第六人民医院）

沈　灏（上海交通大学医学院附属第六人民医院）

沈龙祥（上海交通大学医学院附属第六人民医院）

宋家林（上海交通大学医学院附属第六人民医院）

张　彦（上海交通大学医学院附属第六人民医院）

张先龙（上海交通大学医学院附属第六人民医院）

陈元元（上海交通大学医学院附属第六人民医院）

陈云丰（上海交通大学医学院附属第六人民医院）

陈云苏（上海交通大学医学院附属第六人民医院）

陈博昌（上海交通大学医学院附属第六人民医院）

范存义（上海交通大学医学院附属第六人民医院）

罗从风（上海交通大学医学院附属第六人民医院）

郑宪友（上海交通大学医学院附属第六人民医院）

施忠民（上海交通大学医学院附属第六人民医院）

秦　晖（上海交通大学医学院附属第六人民医院）

贾亚超（上海交通大学医学院附属第六人民医院）

贾伟涛（上海交通大学医学院附属第六人民医院）

高　洪(上海交通大学医学院附属第六人民医院)

程　涛(上海交通大学医学院附属第六人民医院)

程冬冬(上海交通大学医学院附属第六人民医院)

谢雪涛(上海交通大学医学院附属第六人民医院)

薛剑锋(上海交通大学医学院附属第六人民医院)

总序

　　21世纪以来,现代医学获得了极大的发展。人类从来没有像现在这样长寿,也从来没有像现在这样健康,但医学受到的质疑也从来没有像现在这样激烈,史无前例的发展瓶颈期扑面而来。其中,专业过度细化、专科过度细划和医学知识碎片化是现代医学发展和临床实践遇到的难题之一。要解决问题,需要新的思维方式和先进的科学技术。于是,整合医学便应运而生。

　　何谓整合医学? 它是从人的整体出发,将各医学领域最先进的知识理论和各临床专科最有效的实践经验加以有机整合,并根据生物、心理、社会、环境的现实进行修整与调整,形成的更加符合、更加适合人体健康和疾病诊疗的新的医学体系。整合医学是实现医学模式转变的必由之路,更是全方位、全周期保障人类健康的新思维、新模式和新的医学观,是集认识、方法、发展、创新、融合的系统工程,需要在由院校基础教育、毕业后教育及继续教育构成的进阶式医学教育体系中得以体现和实践。

　　长期以来,我国的医学教育基本上还是沿袭了20世纪的传统模式。在院校教育这一阶段,学生不得不面对不同课程间机械重复、相关内容条块分割、各课程间衔接不紧密的问题。医学生毕业后在临床工作中也形成了惯性思维,在处理临床病例时,往往以孤立、分割的思维诊治,从而出现了"只见树木,不见森林"的现象。因此,构建以器官系统整合为核心的教学体系,体现国内整合医学领域的最新学术成果,无疑可以让医学生和医生从器官系统的角度学习、梳理并掌握人体知识,使基础和临床结合、内外科诊治统一,更好地服务于患者。这是对医学教学的一大创新,也是临床实践的一大创新,既可以从根本上推动我国医学人才的培养和医疗改革工作的开展,又可以促进我国分级诊疗措施的实施和医学临床科研的发展,助力《"健康中国2030"规划纲要》的实施。

　　为培养卓越医学创新人才,上海交通大学医学院长期致力于医学教改和医改实践,从20世纪90年代就开始尝试进行医学整合教育的探索。学校成立了医学院整合课程专家指导委员会,在试点了近10年的基础上,在全国率先实现了教学改革的"最后一公里",建立了临床医学专业整合课程体系,在所有医学专业中全面铺开系统整合式教学,打破传统的三段式教学模式,使基础与临床交错融合,加强文理并重的医学通识教育,实现医学教育的三个前移,即接触临床前移、医学问题前移、科研训练前移;三个结合,即人文通识教育与医学教育结合、临床和基础医学教育结合、科研训练和医学实践结合;四个不断线,即基础医学教育不断线、临床医学教育不断线、职业态度与人文教育不断线、科研训练和创新能力培养不断线。并于2008年率先组织编写并出版了国内第一套《器官系统整合教材》,引领了国内高水平医学院校的整合式教学改革。《整合医学出版工程·复杂病系列》,是在前述理论教材基础上的实践升华,是多年来整合医学在临床医学研究与应用方面的成果呈现,也是上海交通大学出版社对重大学术出版项目持续跟进、功到自然成的体现。

生命健康是关乎国计民生的大事,对于百姓来说,常见病、多发病皆能在社区医院或其他基层医院得到处理,真正困扰他们的是诊断难、治疗难的相对复杂的疾病。现阶段我国基层医疗单位处置复杂疾病的能力和设备有限的现状,直接导致了"看病难"等现象的发生。随着人民对健康需求的日益增长,这也成为影响当代中国的一个痛点。而医学科研的目的是为了临床应用,也就是解决临床诊疗中的各种问题。复杂性疾病亦是临床问题的焦点之一,全世界为此投入了巨大的人力和物力,所产生的科研成果也应用在临床具体病例的诊疗过程中。本套图书以上海交通大学医学院的临床专家为基础,邀请了协和、北大、复旦、华西等著名医学院校的一大批专家,主要抓住"复杂病"这一疾病中的主要矛盾,以人体器官系统为纲,选取了全国各大医院的典型病例,由全国著名的专家学者进行点评和解析,将医学相关领域最先进的理论知识和临床各专科最有效的实践经验加以整合,并根据患者个体的特点进行修正和调整,使之形成更加符合人体健康和疾病诊治的全新医学知识体系,是整合医学在临床研究和应用方面的具体探索,不仅可以帮助基层医师、住院医师对复杂病进行识别从而及时转诊,还可以帮助专科医师掌握诊治技能,从而提高诊治效率、服务于更多的患者,对于建立现代医疗体系、促进分级诊疗体系等也具有重大意义。

非常欣慰本套图书体现的改革传承。编者团队的权威、所选案例的典型、专家解析的深刻,给我留下了深刻印象,我相信,这种临床医学的大整合、大融合,必将为推进我国以"住院医师规范化培训""专科医师规范化培训"为核心的医学生毕业后教育的改革和发展做出重大的贡献。

中国工程院院士
上海交通大学副校长
上海交通大学医学院院长

范先群

2022 年 12 月 24 日

前言

　　传统医学基础课程体系以学科为中心，通过人为的学科划分对医学知识体系进行分类，认为学生应该首先学习基础医学和生物医学，然后再转向学习各临床学科，这在一定程度上分离了医学知识体系，使学生不能看到基础医学和生物医学与临床实践的相关性。2008年9月，教育部、卫生部发布的《本科医学教育标准——临床医学专业（试行）》，明确要求医学院校应积极开展纵向和（或）横向综合的课程改革，将课程教学内容进行合理整合。上海交通大学医学院以学科为中心开展了整合式医学课程模块化教学，目的是使临床本科阶段的医学生基础更扎实，思维更开阔，因此，也对临床教学提出了新的要求。

　　2018年，上海交通大学医学院通过遴选委任上海交通大学医学院附属第六人民医院骨科牵头主编系统整合教材《骨关节与运动系统复杂病》一书。在全国医学教育综合改革精神的鼓舞下，上海交通大学医学院一大批临床教学、科研、医疗第一线的资深专家、教授及中青年骨干，继承和发扬了老一辈的优秀传统，以严谨治学的科学态度和无私奉献的敬业精神，积极参与到本教材的编写工作中，紧密结合八年制临床医学专业培养目标及高等医学教育教学改革的需要和医药卫生行业人才的需求，借鉴国内外医学教育教学的经验和成果，创新编写思路和编写模式，力争将"整合教材"打造成骨科精品教材。

　　为使临床医学生和医生能更好地对理论知识进行理解，对临床病例有更好的认识，加强临床思维分析能力，各个专业的专家对临床工作中的真实病例进行了汇编。每个病例病史记录详尽，编者提出病例存在的问题并对其进行分析，从病例存在的矛盾处提出合理或是创新性的治疗方案。书中的病例均具有各自的特点，有一定的复杂性及疑难性，部分病例的处理暂无标准化治疗流程，可能存在一定争议。本书适合临床医学本科阶段、研究生阶段、住院医师培训阶段阅读，也可供基层医院的骨科及全科医生阅读参考。

　　本书是在我国医学教育综合改革构建"4＋4"为主体的临床医学人才培养体系背景下组织编写的，希望全国广大读者在使用过程中能够多提供宝贵意见，反馈使用信息，以逐步修改和完善内容，提高临床教学质量，为下一阶段的修订工作打下更好的基础。

张长青

2022年7月4日

目 录

第一章

肩部相关病例

病例1 肩部不稳定型骨折伴脱位

主诉

右肩不慎摔伤致疼痛1天伴明显活动障碍。

病史摘要

患者,男性,32岁,公安干警。患者于1天前右肩不慎摔伤后即刻疼痛难忍,不能活动,右上肢自由下垂,左手托住右前臂,屈肘时明显疼痛,强迫体位;右肩明显肿胀,右肘、腕关节活动尚可,右手指充盈良好、感觉无异常及活动自如。伤后无胸闷、气急,无头痛、头晕,无腹痛、腹胀。外院X线片:右肱骨近端骨折伴脱位。外院CT:右肱骨近端粉碎性骨折,肱骨头位于关节盂下方,累及大、小结节。临时予以颈腕带悬吊处理,建议转院行手术治疗。患者自认为骨折严重,遂来我院门诊就诊,为进一步诊治而收入病房。患者自发病以来,呈痛苦面容,无发热、咳嗽等,二便正常,生命体征平稳。既往史无特殊。

入院查体

体温(T)36.5℃,脉搏(P)72次/分,呼吸(R)18次/分,血压(BP)125/70 mmHg。神清,气平,精神可,对答切题。

专科检查:右肩明显肿胀,局部压痛,右上肢伸直中立位强迫体位,纵向叩击痛;右肩旋转运动及屈肘时疼痛加重;右腕桡动脉搏动良好,右手指感觉良好,双上肢等长。

辅助检查

(1)实验室检查:正常。

(2)其他辅助检查:X线片及CT显示右肱骨近端骨折(图1-1、

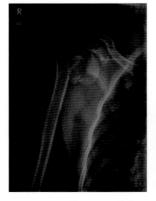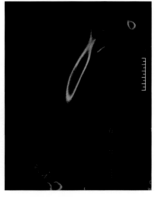

图1-1 患者X线片显示右肱骨近端骨折

图 1 - 2)。

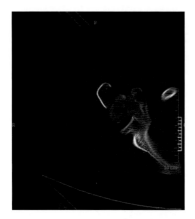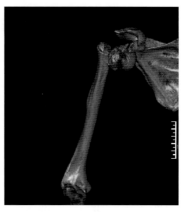

图 1-2　患者 CT 检查显示右肱骨近端骨折伴脱位

初步诊断

右肱骨近端骨折。

治疗及转归

根据该患者有限的 X 线片(图 1 - 1)和 CT 检查(图 1 - 2),我们可以诊断此患者 Neer 分型为前脱位四部分骨折,国际内固定研究学会(Arbeitsgemeinschaft für Osteosynthesefragen,AO)/美国骨科创伤学会(Orthopaedic Trauma Association,OTA)分类(1978 年)为 11C3。无论从 Neer 分型还是从 AO/OTA 分类来看,该患者都是最严重的骨折类型之一,说明骨折粉碎程度严重,骨折缺血程度严重,给患者的治疗带来严峻的挑战。之后,患者接受了右肱骨近端骨折脱位切开复位内固定＋植骨术。术后摄片显示复位良好,脱位已纠正(图 1 - 3)。术后 4 个月及术后 3 年拍片均显示骨折愈合良好,无脱位及坏死(图 1 - 4、图 1 - 5)。术后要求患者按医嘱进行随访及功能锻炼,患者恢复良好(图 1 - 6)。

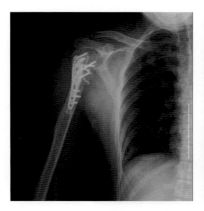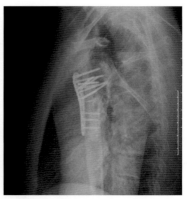

图 1-3　术后 1 天正、侧位 X 线片

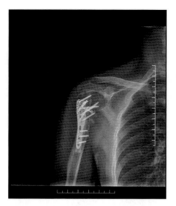
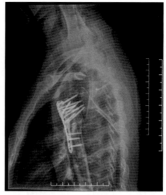

图 1-4 术后 4 个月正、侧位 X 线片

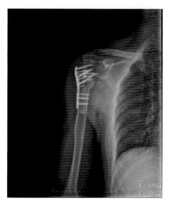
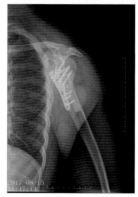
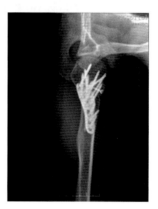

图 1-5 术后 3 年创伤系列位 X 线片

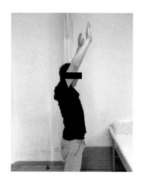
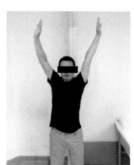
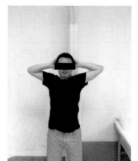
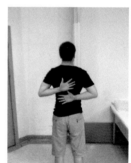

图 1-6 术后 3 年肩关节前屈、外展、外旋及内旋功能展示

最后诊断

右肱骨近端骨折。

讨论及评述

1. 肱骨近端骨折分型

（1）Neer 分型：美国医生 Neer 于 1970 年在 Codman 四部分理论基础上提出了肱骨近端骨折的四部分分类法（图 1-7）。他把肱骨近端分为肱骨头、大结节、小结节和肱骨干 4 个

部分。此分型不是以骨折线的部位区分几部分骨折,而是以骨折块的移位程度进行分型,如骨折移位>1 cm或成角>45°被认为是移位骨折。Neer在后期又对该分型补充了骨折脱位、头劈裂和头压缩的分类类型,骨折脱位的分型是根据肱骨头和移位的骨折块脱位的方向(前方或后方),肱骨头劈裂和压缩是累及关节面的特殊类型的骨折,根据累及的程度分为<20%、25%~40%和>45% 3个亚型。需要特别指出的是,这些损伤的分型有赖于正确的肩关节创伤系列位影像学摄片(AP位、肩胛骨切线位和腋窝位),如果急诊时因为患者疼痛无法完成标准的创伤系列位片,必须行CT平扫及三维重建,这样有助于明确诊断。Neer分型的优点在于具有阶梯性(二部分到四部分)、易记忆,其不足在于移位性骨折的定义过于草率,量化的指标在临床上操作困难,再有就是观察者自身及观察者之间的一致性差。相关文献表明,观察者自身的一致性Kappa值为0.33,观察者之间为0.32。2002年,Neer发表了1篇关于其分型基于目标和可靠应用的随访报告,指出了患者的个体差异、摄片时体位改变会影响肌肉对骨折块的牵拉,同时会改变移位和分型。

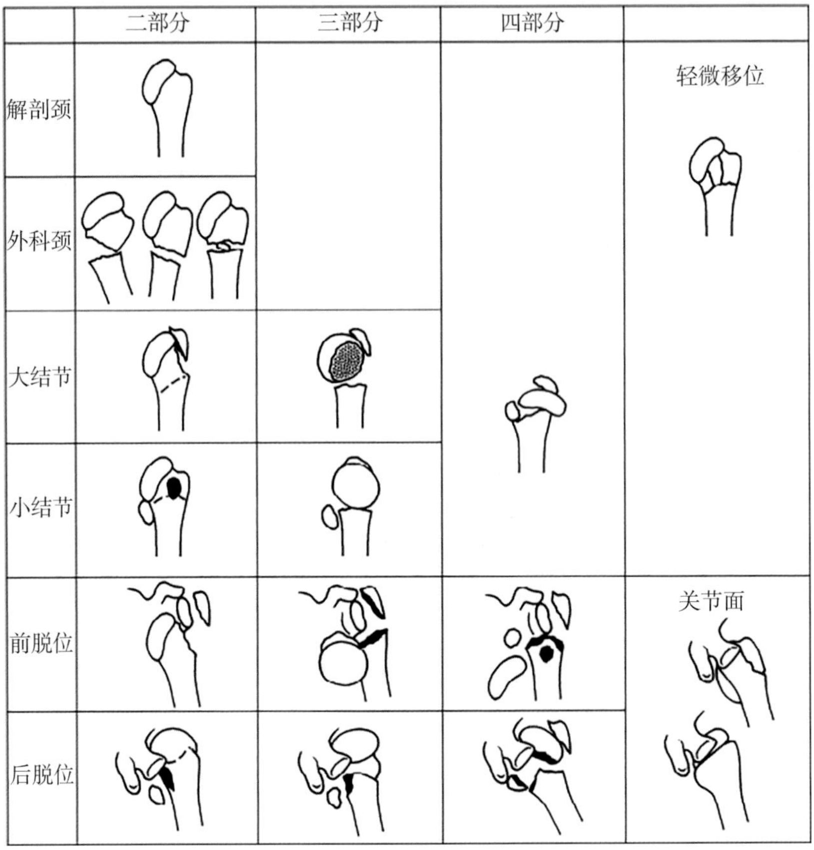

	二部分	三部分	四部分	
解剖颈				轻微移位
外科颈				
大结节				
小结节				
前脱位				关节面
后脱位				

图1-7 肱骨近端骨折Neer分型

(2) AO/OTA分类:AO/OTA组织在1978年建立了全身所有骨折的分类系统。Jakob和Ganz根据关节面的累及程度、骨折的位置、粉碎和移位的程度提出了一种包含27个亚型的分类系统(图1-8),将肱骨近端骨折进行如下分型:A型骨折为关节外单一骨折,其中还分为A1型关节外大结节骨折、A2型关节外单一干骺端嵌插骨折、A3型关节外单一干骺端无嵌插骨折。B 型骨折为关节外两处骨折,其中 B1 型为关节外 2 处骨折,干骺端有嵌插;B2 型为关节外两处骨折,干骺端无嵌插;B3 型为关节外两处骨折伴盂肱关节脱位。C 型骨折为关节内骨折,其中 C1 型有轻度移位,C2 型有明显的移位,C3 型为骨折脱位。与 Neer 分型相比,该分类系统较复杂,因此阻碍了其常规的应用。AO/OTA 分类的优点在于强调肱骨头血供破坏的概念(C 型骨折)及亚型分型具有阶梯性(1~3 型,骨折移位增大),不足在于亚型数量(27 型)过多,多数学者仅采纳 A、B、C 大组分型,观察者之间一致性差。2018 年,

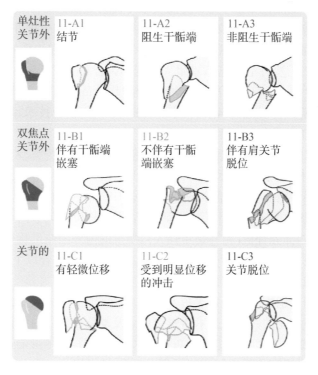

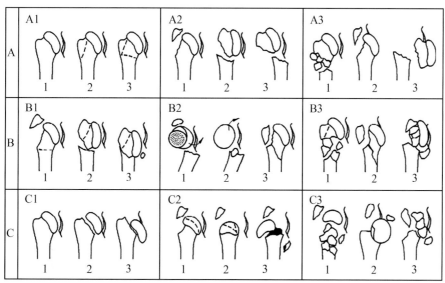

图 1-8 肱骨近端骨折 AO/OTA 分型

AO/OTA 又出版了修订(revision)的 AO/OTA 骨折脱位分类纲要(AO/OTA Fracture and Dislocation Classification Compendium)。由于该分类中肱骨近端骨折的内容有部分空缺,说明还不够完善,故不做分析。

2. 肱骨近端骨折治疗

肱骨近端骨折的治疗分为保守治疗和手术治疗。

按照 Neer 的理论,骨折移位>1 cm 或成角>45°被认为是移位骨折,简单的非移位骨折可以保守治疗。还有些老年人对肩关节功能要求不高的或者患者不能耐受手术的,可以用颈腕带悬吊进行保守治疗。之前的文献认为 80%左右的肱骨近端骨折可以保守治疗,近年来,基于对骨折的认识不断深入及患者需求的不断提升,文献报道保守治疗的比例有所下降。

按照传统的治疗理念,年轻人或活动量大的老年人合并下列至少一种情况,则具有手术指征:①结节移位超过 5 mm;②骨干骨折块移位超过 20 mm;③肱骨头骨折成角大于 45°。手术方法包括:经皮克氏针、螺钉及钢板技术、切开复位锁定钢板技术、闭合复位或有限切开复位髓内钉技术、人工关节技术等。

经皮内固定技术需要能进行闭合复位且达到复位要求的骨折类型。本例患者骨折类型复杂,经皮内固定技术难以达到手术目的,故排除此方法。患者年龄为 32 岁,不具备强有力的人工肩关节置换手术指征,基本排除该法。根据 2017 年出版的《AO 骨折治疗原则》所描述,切开复位锁定钢板内固定的最佳手术指征包括:明显移位或关节内不完整的二部分和三部分骨折,大部分的四部分骨折(尤其是年轻人),严重的内外翻畸形移位;而移位的三、四部分骨折和头劈裂的肱骨近端骨折不是髓内钉的最佳适应证。综合以上分析,该患者最适宜的手术方案应该是切开复位锁定钢板内固定术。

虽然切开复位锁定钢板的使用显著提高了肱骨近端骨折的治疗效果,但是其并发症被广泛报道。报道中最常见的并发症是术后螺钉穿出及复位丢失。内侧铰链的完整性与术后结果密切相关,内侧距显著影响着肱骨近端骨折术后的结果,应尽可能达到解剖复位。据报道,内侧距粉碎与肱骨近端骨折内固定术后复位丢失密切相关。严重的内侧粉碎内翻畸形对于一个良好复位及稳定固定是一种巨大的挑战,双钢板、髓内腓骨支撑植骨、髓内的 Cage 支撑、髓内的打压植骨及置入距螺钉可明显提高肱骨近端骨折内固定生物力学的稳定性。除了强调生物力学的稳定性外,在术中还应注意保护局部的生物学环境,即骨与软组织的血供,更为重要的是术中需要达到解剖复位或满足复位标准。有文献报道,肱骨近端骨折术中的复位标准是:①没有关节内骨折移位;②肱骨头无外翻或内翻(颈干角移位程度比正常不超过 20°,正常颈干角为 137°);③矢状位颈干角>20°,无前倾或后倾;④大、小结节无任何方向移位>3 mm;⑤颈干间不超过 5 mm 移位。术中关注到了解剖复位、生物力学的稳定性及生物学环境的保护,即使是严重的 AO 分型 C 型骨折,坏死率也只有 5%。

3. 术后功能康复

术后功能康复的规划因不同的骨折特质(骨密度及类型)、手术固定方式及牢靠程度而异。一般情况下,早期只建议被动活动肩关节,目的是防止肩关节的粘连。等待随访时拍肩关节创伤系列位片判定存在初期骨折愈合迹象才可以主动活动,因为附着在肱骨大结节上的冈上肌(腱)在肩关节外展过程中收缩后肱骨头会受到明显的内翻应力,存在骨折内固定术后再移位的风险,尤其是老年骨质疏松的患者。所以,只有确定骨折初期愈合后才进行主动活动就是为了预防术后并发症的问题,如骨折再移位、螺钉穿出、骨折延迟愈合或不愈合等。等待骨折临床愈合了，才可以行主动抗阻功能锻炼，直至功能康复。

（陈云丰）

参考文献

［1］NEER CS 2nd. Displaced proximal humeral fractures. Ⅰ. Classification and evaluation［J］. J Bone Joint Surg Am，1970，52(6)：1077 - 1089.

［2］MAJED A，MACLEOD I，BULL A，et al. Proximal humeral fracture classification systems revisited［J］. J Shoulder Elbow Surg，2011，20(7)：1125 - 1132.

［3］CHELLI M，GASBARRO G，LAVOUÉ V，et al. The reliability of the Neer classification for proximal humerus fractures：a survey of orthopedic shoulder surgeons［J］. JSES International，2022，6(3)：331 - 337.

［4］BRORSON S，BAGGER J，SYLVEST A，et al. Improved interobserver variation after training of doctors in the Neer system. A randomised trial［J］. J Bone Joint Surg Br，2002，84(7)：950 - 954.

［5］NEER CS 2nd. Four-segment classification of proximal humeral fractures：purpose and reliable use［J］. J Shoulder Elbow Surg，2002，11(4)：389 - 400.

［6］JAKOB R P，GANZ R. Proximale Humerus frakturen［Proximal humerus fractures］［J］. Helv Chir Acta，1982，48(5)：595 - 610.

［7］MARONGIU G，LEINARDI L，CONGIA S，et al. Reliability and reproducibility of the new AO/OTA 2018 classification system for proximal humeral fractures：a comparison of three different classification systems［J］. J Orthop Traumatol，2020，21(1)：4.

［8］MEINBERG E G，AGEL J，ROBERTS C S，et al. Fracture and Dislocation Classification Compendium - 2018［J］. J Orthop Trauma，2018，32 Suppl 1：S1 - S170.

［9］RANGAN A，HANDOLL H，BREALEY S，et al. Surgical vs nonsurgical treatment of adults with displaced fractures of the proximal humerus：the PROFHER randomized clinical trial［J］. JAMA，2015，313(10)：1037 - 1047.

［10］MARTINEZ-CATALAN N. Conservative Treatment of Proximal Humerus Fractures：When，How，and What to Expect［J］. Curr Rev Musculoskelet Med，2023，16(2)：75 - 84.

［11］RÜEDI T P，BUCKLEY R E，MORAN C G，et al. Ao Principles of Fracture Management［M］. New York：Thieme Medical Publishers，2017.

［12］NOWAK L L，DEHGHAN N，MCKEE M D，et al. Plate fixation for management of humerus fractures［J］. Injury，2018，49 Suppl 1：S33 - S38.

［13］HERTEL R，HEMPFING A，STIEHLER M，et al. Predictors of humeral head ischemia after intracapsular fracture of the proximal humerus［J］. J Shoulder Elbow Surg，2004，13(4)：427 - 433.

［14］LAUX C J，GRUBHOFER F，WERNER C M L，et al. Current concepts in locking plate fixation of proximal humerus fractures［J］. J Orthop Surg Res，2017，12(1)：137.

［15］GOODNOUGH L H，CAMPBELL S T，GITHENS T C，et al. Intramedullary Cage Fixation for Proximal Humerus Fractures Has Low Reoperation Rates at 1 Year：Results of a Multicenter Study［J］. J Orthop Trauma，2020，34(4)：193 - 198.

［16］MEHTA S，CHIN M，SANVILLE J，et al. Calcar screw position in proximal humerus fracture fixation：Don't miss high![J]. Injury，2018，49(3)：624 - 629.

[17] OMID R，TRASOLINI N A，STONE M A，et al. Principles of Locking Plate Fixation of Proximal Humerus Fractures [J]. J Am Acad Orthop Surg，2021，29(11)：e523－e535.

病例 2 肩关节陈旧性后脱位合并肱骨头骨折

主诉

摔伤致左肩疼痛、活动障碍 2 个月。

病史摘要

患者，女性，57 岁。2 个月前患者不慎从高处摔伤后即觉左肩疼痛，不能活动，伤后未发生昏迷，无胸闷、气急，无头痛、头晕及恶心、呕吐，无腹痛、腹胀。在当地医院拍摄 X 线片，结果提示"未发现明显骨折脱位"。患者回家后，左肩疼痛逐渐减轻，但肩关节活动仍然受限，为进一步治疗至我院就诊。患者自受伤以来，无发热、咳嗽等不适，饮食不多，二便正常。既往史无特殊。

入院查体

T 36.3℃，P 74 次/分，R 19 次/分，BP 128/76 mmHg。神志清楚，精神正常，对答切题。专科检查：左肩较健侧扁平，喙突突出明显。左肩关节外侧压痛(＋)，左侧上臂以及前臂处于内旋内收位畸形，外展以及外旋明显受限。肘关节以下活动正常。

辅助检查

(1) 实验室检查：无特殊。

(2) 影像学检查：肩胛骨正位 X 线片示左侧肱盂关节间隙不清，肱骨头呈现双弧征，肱骨近端内侧陈旧骨折线(图 2－1A)。

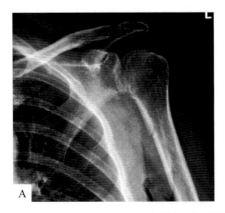
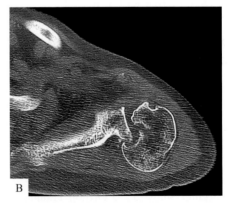

图 2－1 肩胛骨影像学检查

A. 正位 X 线片；B. CT。

肩关节 CT 检查示左侧肱骨头后侧脱位,肱骨头前下方反 Hill-Sach 损伤,肱骨头骨折,骨折线自肱骨头至肱骨干后端内侧皮质(图 2-1B)。

初步诊断

左肩关节陈旧性后脱位合并肱骨头骨折。

治疗及转归

根据该患者的 X 线片和 CT 检查,诊断是明确的,属于 Neer 分型中的后脱位二部分骨折,AO/OTA 分型中 11C1。从 Neer 分型来看,肱骨近端骨折大小结节仍然完整,但是从 AO/OTA 分类来看,该患者是属于关节内骨折类型,而且患者外伤以后已经 2 个月,局部软组织挛缩,上臂处于内旋位置,肩关节外旋和外展严重受限。故手术指征是明确的,必须复位后脱位的肱骨头,同时纠正肱骨近端的畸形。对于继发的反 Hill-Sach 损伤,由于缺损比较小,且位于关节面范围之外,不影响肩关节稳定,可不予处理。

1. 手术过程

气管插管,全身麻醉后,患者取漂浮体位,消毒区域包括肩关节前/后、腋窝、整个上肢。前臂中段以远用无菌敷料包裹。患者首先取侧俯卧位。设计腋后壁切口:上臂内收,确认腋后壁最高点,以通过此点的垂直线为切口方向,以后脱位的肱骨头为中心,长约 7 cm(图 2-2A)。切开皮肤及皮下组织,沿肌纤维的方向钝性分离三角肌后侧头和冈下肌纤维,显露脱位的肱骨头(图 2-2B)和从肩胛盂后侧撕裂的关节囊,助手协助纵向和外侧牵引上臂,同时保持上臂处于中立位。术者将脱位的肱骨头向前推入肩盂复位,在肱骨头安放 2～3 枚 2.0 mm 克氏针作为协助向内侧旋转肱骨头并复位,同时将肱骨头与干骺端复位,经肱骨近端外侧向肱骨头打入克氏针临时固定;后用带线铆钉修复撕裂的后侧关节囊,关闭后侧切口。

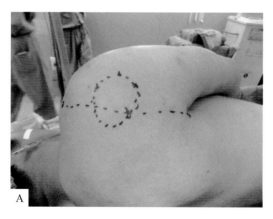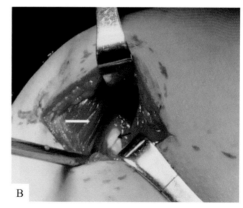

图 2-2 手术切口和入路

A. 腋窝后壁切口设计:保持上臂贴近身体,以肩锁关节与腋窝顶点之间的线为切口方向。切口应以肱骨头为中心,有足够的长度暴露肱骨头。B. 手术照片:显示沿肌纤维方向钝性分离三角肌后侧头和肩胛下肌,以显露脱位的肱骨头。白色箭头示三角肌后侧头;黑色箭头示肱骨头脱位。

再将患者仰卧,设计三角肌胸大肌间隙切口,逐层切开,清除骨折断端的骨痂、活动骨块,后将肱骨头连同其内侧的三角形骨块一起复位到肱骨近端,克氏针临时固定;影像增强仪于肩关节正、侧位检查,确认骨折以及肱骨头脱位复位满意,选择 PHILOS 固定骨折。再次透视检查,确认骨折复位满意,肩关节脱位纠正,螺钉长度适当。切口放置负压引流管,关闭切口。因为该病例为陈旧骨折脱位,故于肩关节中立位经肱骨近端向肩胛盂打入 1 枚 2.0 mm 克氏针。术后 X 线及 CT 检查结果见图 2-3。

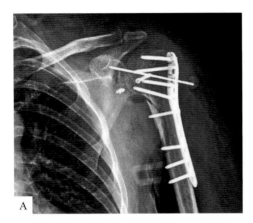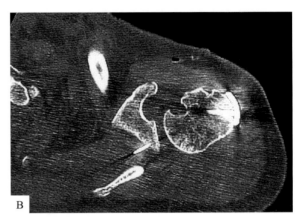

图 2-3　术后影像学检查

A.X 线片;B.CT。

2. 术后康复

术后患者上肢采用中立位支具制动 6 周,后拆除支具,逐渐进行主动肩关节前屈、外展、

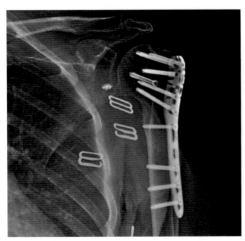

图 2-4　术后第 19 周 X 线片检查

后伸以及内旋活动。本例肱骨头陈旧脱位,于 6 周后拔出克氏针,然后进行上述功能锻炼。术后 3 个月内每 6 周随访一次,3 个月后每 2 个月随访一次,9 个月后每 3 个月随访一次。随访内容包括切口以及骨折愈合情况,肩关节前屈、外展和内旋活动恢复情况。采用美国加利福尼亚大学洛杉矶分校(University of California at Los Angeles,UCLA)和 Constant 标准评价肩关节功能。

随访第 19 周,骨折顺利愈合(图 2-4)。随访第 29 个月结果:主动肩外展/主动肩前屈 180°,UCLA 评分 34 分,Constant 评分 92 分;未发生肱骨头坏死和肩关节脱位,肩关节功能恢复满意(图 2-5)。

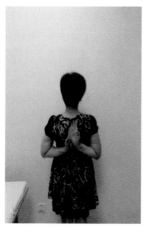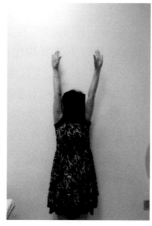

图2-5 术后第29个月肩关节功能展示

最后诊断

左肩关节陈旧性后脱位合并肱骨头骨折。

讨论及评述

肩关节后脱位是一种罕见的损伤,占全部肩关节脱位的2%～4%。急性肩关节后脱位如能得到及时诊断,可通过手法整复的方法复位,复位后肩关节中立位固定4周,预后良好。陈旧肩关节后脱位除肱骨头脱位外,多合并有反Hill-Sach损伤;这种损伤多由于肱骨头的前下方卡在肩胛盂的后缘,并随着肱骨头的活动、摩擦而造成缺损,当这种缺损超过肱骨头关节面20%时,复位后就会出现肩关节的不稳。因此早诊断非常重要。

陈旧性肩关节脱位的治疗,除恢复盂肱关节的解剖位置外,还要处理继发的反Hill-Sach损伤。如何复位脱位的肱骨头,目前尚没有一致意见。有人主张通过前侧的三角肌胸大肌间隙入路就可复位。

合并肱骨头骨折的肩关节后脱位,由于肱骨头失去与干骺端的骨性连接,单纯经前侧入路复位有一定的难度,特别是陈旧损伤。由于关节周围软组织包括关节囊的挛缩,有时候需要辅助的后侧入路协助复位后脱位的肱骨头,降低复位难度,避免对肱骨头造成新的损伤。

文献报告对于合并小结节骨折的肩关节后脱位可经三角肌胸大肌间隙入路复位,且效果良好。合并小结节骨折的肩关节脱位患者肱骨头与肱骨干骺端连续性完整,因此通过牵引等手法整复的方法可实现肱骨头的复位。对伴有肱骨近端骨折的肩关节后脱位可采用三角肌胸大肌入路、"U"形入路或三角肌胸大肌间隙入路联合后侧的有限三角肌劈开入路复位并固定。目前尚未见与经腋后壁切口复位肱骨头后脱位的病例报告。本例伴肱骨头骨折的陈旧性肩关节后脱位患者治疗过程中,采用经腋后壁切口复位后脱位的肱骨头,此入路可减少对三角肌以及肩胛下肌的医源性损伤,对肩关节功能恢复有利。我们认为经此入路可直接显露后脱位的肱骨头,易于复位,恢复肱盂关节,也可在直视下将肱骨头与肱骨干骺端复位,同时可修补撕裂的后侧关节囊。肱骨头与干骺端的终末固定可经三角肌胸大肌间隙入路完成,如此就不需要切开前侧的关节囊,减少手术创伤,具有操作相对简单、损伤比较小的优点。

本例患者后侧肩关节囊采用带线铆钉修复。研究表明,肩关节后侧韧带,特别是下后侧韧带的完整,对于维持肩关节后侧的稳定性比较重要,损伤下后侧韧带可导致肩关节后脱位。作者在术中发现后侧撕裂的关节囊均比前侧关节囊薄,因此,尽管采用铆钉做了关节囊修补,但术后我们仍然主张上臂中立位支具制动6周,以确保后侧肩关节囊牢固愈合。

采用腋后壁入路可能损伤的结构包括腋神经、肩胛上神经、旋肱后动脉、三角肌后侧头的肌纤维和冈下肌。上述结构也可能在肱骨头后脱位的过程中被损伤,但目前尚缺乏直接证据。我们对患者的随访表明,患者肩关节外展以及前屈功能良好,肩外形饱满,表明腋神经功能良好。作者认为经腋后壁切口复位后脱位的肱骨头时,强调循肌纤维方向钝性分离,可能减少三角肌和冈下肌的损伤。同时遵循以脱位的肱骨头为中心向四周分离的原则,以能够复位肱骨头为后侧手术目标,减少剥离范围,复位时尽可能将肱骨干骺端牵向外侧,将反转的肱骨头逐步旋转,当肱骨头轴线与肩盂垂直时再将头还纳入肩盂内。

对于伴有肱骨头后脱位的肱骨近端骨折可经腋后壁完成肱骨头与干骺端的复位,后经三角肌胸大肌间隙入路完成骨折的最终固定,如此具有操作简单、复位方便、损伤较小的优点。

(沈龙祥　安智全)

第二章

肘部相关病例

病例3 左肘关节骨折脱位(经鹰嘴骨折脱位)

主诉

骑车摔倒致左肘关节疼痛伴活动受限半天。

病史摘要

患者,男性,49岁,体力劳动者。患者一天前骑行电瓶车时不慎摔倒,左手肘疼痛难忍,无法活动,即刻被人送至当地医院,急诊科医生拍片后考虑肘关节粉碎性骨折,予以颈腕吊带悬吊固定后建议患者转我院进一步治疗。我院急诊科接诊医生复片显示:左尺骨鹰嘴粉碎性骨折,左肘关节脱位。伤后患者无胸闷、气急,无头痛、头晕,无腹痛、腹胀。患者自发病以来,痛苦表情,无发热、咳嗽等,二便正常,生命体征平稳。既往史无特殊。

入院查体

T 36.5℃,P 72次/分,R 18次/分,BP 125/70 mmHg。神清,气平,精神可,对答切题。

专科检查:左肘关节明显肿胀,肘后及前臂背侧皮肤擦痕,少量渗血,左上肢伸直中立位,强迫体位,局部压痛,拒动;左腕桡动脉搏动良好,左手末梢血运可,左手尺侧感觉略减,余指感觉尚可。

辅助检查

(1)实验室检查:正常。

(2)其他辅助检查:经鹰嘴骨折脱位前位型,如图3-1所示;经鹰嘴骨折脱位后位型,如图3-2所示。

初步诊断

左经鹰嘴骨折脱位。

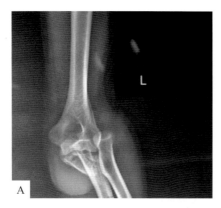
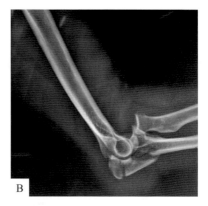

图 3-1　经鹰嘴骨折脱位前位型 X 线

A.正位片示尺骨鹰嘴骨折,滑车切迹远端压缩粉碎;B.侧位片示前部冠状突大骨折块移位不大,连同上尺桡关节面与桡骨头向前脱位。

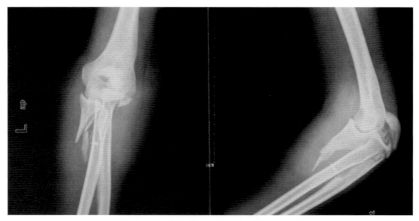

图 3-2　经鹰嘴骨折脱位后位型 X 线

左肘关节正、侧位片,示尺骨鹰嘴骨折,大块冠状突骨折向远端延伸,桡骨头基本完整。

治疗及转归

　　患者全麻,取侧卧位,患肢托架支撑,常规消毒铺巾。取后正中入路,一层切开皮肤皮下,至深筋膜皮瓣向两侧游离。辨别尺神经但未游离显露。将最近端尺骨鹰嘴部分连同附着点的肱三头肌腱向近侧翻起,清理关节内血肿(图 3-3)。在尺骨近端尺侧将尺侧腕屈肌剥离,注意内侧副韧带(medial collateral ligament,MCL)前束附着于高耸结节处,勿离断。清理骨折断端间血肿,辨别粉碎的骨折碎块。另沿 Kocher 间隙,探查肱桡关节无桡骨头、肱骨小头骨折,无软组织卡压。自尺骨远端起按解剖标志,将大的尺骨骨折块用克氏针予以临时复位固定,依次向近侧延伸。以肱骨远端滑车关节面为模板复位压缩的尺骨滑车切迹,冠突最前方骨折块予克氏针固定后,更换为螺钉固定。将最近端尺骨鹰嘴骨折块复位后关闭关节面的暴露,将预塑形的尺骨近端钢板置于背侧,同时通过 Kocher 间隙观察肱桡关节的匹配关系,确认匹配良好后依次拧入固定远、近端螺钉。屈伸旋转确认关节活动无碍,无半脱位趋势,再次在 X 线透视下确认骨折复位、关节匹配是否良好。最后冲洗留置引流,依层缝合 Kocher 间隙、浅筋膜和皮肤。侧切开的深筋膜不予缝合。

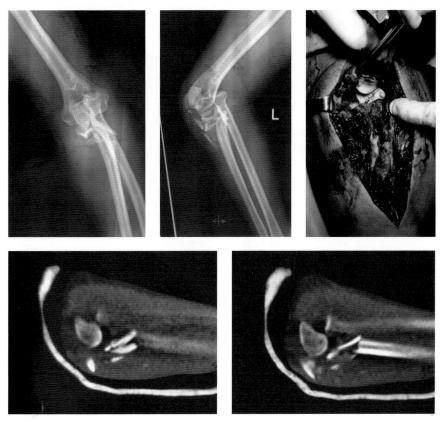

图 3-3 本例术前影像及术中所见

　　本例患者术后未予任何消肿处理,术后组织肿胀不明显,因而术后第二日即开始嘱患者在疼痛耐受范围内进行主动以及主动辅助被动屈伸旋转肘关节活动,但要求控制活动度和活动次数,避免过度活动引发肘关节肿胀、影响康复训练。术后 X 线片示骨折复位、关节匹配良好(图 3-4)。7~10 天后,患者肘关节肿胀基本消退,遂嘱患者逐渐加大活动度和训练

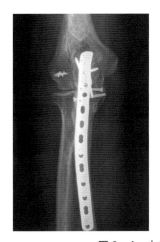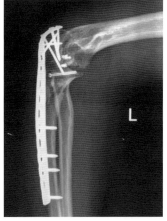

图 3-4 本例患者术后影像

时间,但依然需避免疼痛不耐受和肿胀反弹。临床上对是否应该使用持续被动运动(continuous passive motion,CPM)辅助患者康复活动存在争议。术后第一天开始使用吲哚美辛预防异位骨化,直至术后 6 周。患者术后功能照片见图 3 - 5。

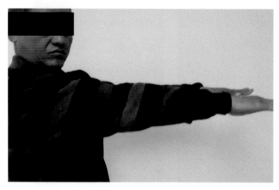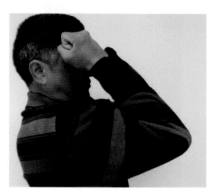

图 3 - 5 术后功能展示

最后诊断

左经鹰嘴骨折脱位。

讨论及评述

1. 经鹰嘴骨折脱位分型

根据脱位的方向,可将经鹰嘴骨折脱位分为前脱位和后脱位两种类型。其中经鹰嘴骨折后脱位的类型容易与二型孟氏骨折混淆。而一部分此类型的经鹰嘴骨折脱位成人患者在损伤内容、影像学检查以及治疗等方面均极为相仿,因而也有学者将二者的相似部分列为肘关节骨折脱位中的一类等同损伤。

2. 治疗计划

(1)治疗原则:经鹰嘴骨折脱位属于复杂肘关节脱位的一种,其治疗的根本目的是恢复关节的稳定结构并满足能够早期活动的要求,以争取保留更多的关节活动能力,而这一点是保守治疗往往难以实现的。因此,如果患者存在较高的功能需求,且无明确手术禁忌,需要采用切开复位内固定的手术治疗方法。手术治疗原则是重建稳定的肘关节,包括肱尺关节、肱桡关节和上尺桡关节,从而允许术后进行早期功能锻炼。值得注意的是,经鹰嘴骨折脱位患者的骨性结构重建以及稳定固定后,往往也能恢复肘关节的稳定,很少存在需要修复的软组织稳定结构,比如外侧韧带复合体。而孟氏骨折则有可能合并存在韧带损伤,影响肘关节的稳定,因而需要留意一部分经鹰嘴骨折后位型,即成人等同损伤的患者,术中修复骨性结构后需要仔细检查肘关节的稳定性。

(2)手术治疗的方法:尺骨近端骨折包括尺骨鹰嘴和冠突的复位固定是经鹰嘴骨折脱位手术治疗的核心。如果尺骨近端粉碎严重并失去解剖标志,可以参考相对保留较好解剖结构的桡骨头。往往需要采用尺骨近端钢板固定,注意解剖型钢板对于一些个体并非完全符合尺骨干骺端的三维曲度,可能需要塑形。有时冠突骨折块无法通过钢板、螺钉可靠地固定,需要使用空心钉或内侧钢板另行固定。骨块较小或粉碎时,也可预留套索的缝线,待主体骨块固定后再完成套索缝合。桡骨头骨折的复位固定也是恢复肘关节整体稳定的重要一环,如果桡骨头严重粉碎,特别是合并了桡骨颈骨折时,应该积极考虑桡骨头置换,以获取肘关节前后方向的骨性稳定。如果合并韧带损伤,完成骨性结构的修复后应检查肘关节的稳定性,如发现有不稳定迹象,可一并修复韧带结构,特别是外侧副韧带。如果稳定性还有欠缺,从极度屈肘位被动伸肘逐渐进行至 30°时会出现肱尺关节半脱位的话,应检查骨性结构的修复情况,例如尺骨的长度和向后成角恢复是否足够、韧带修复质量如何等。必要时应使用铰链式支具或铰链式外支架进行辅助固定。

（3）术后处理及康复:如术中获得稳定的肘关节,术后一般不需要石膏的辅助稳定,但术后早期适度的外固定如包裹松软衬垫的石膏固定是必须的,可以帮助上肢消肿,但须注意固定时间不应长于 1 周。

（丁　坚）

病例4　成人肱骨远端粉碎性骨折的治疗

主诉

跌倒后左肘部肿痛伴活动受限半天。

病史摘要

患者,女,65 岁。2017 年 7 月 3 日跌倒后左肘部疼痛、肿胀伴活动受限,遂于当日来我院骨科急诊就诊。急诊行左肘正、侧位 X 线及 CT 检查,示左侧肱骨远端粉碎性骨折,予以支具外固定后,收治入院。

入院查体

左肘部肿胀、畸形,可见瘀斑,无开放伤口;局部压痛,可触及骨擦感;左腕尺、桡动脉搏动可触及;左肘关节主、被动活动受限;左手活动、感觉、血运良好。

辅助检查

左肘正、侧位 X 线及 CT 检查示:左侧肱骨远端粉碎性骨折(图 4－1)。

初步诊断

左肱骨远端粉碎性骨折。

治疗及转归

手术暴露骨折端后,仔细清理并评估骨折块移位情况,可以参照桡骨小头及尺骨鹰嘴,解剖复位关节面骨折块。复位后使用克氏针进行临时固定。随后安放内侧及后外侧钢板,在滑动孔分别置入 1 枚皮质螺钉维持钢板位置,后续可进一步调整。首先在钢板远端置入

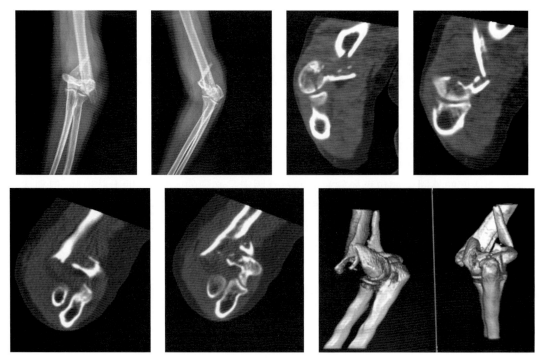

图4-1 患者术前左肘关节X线片及CT图片

2枚以上螺钉固定关节骨折块,螺钉应尽可能长,尽量穿透对侧皮质,同时应相互交错,以提高整体固定效果。随后通过在近端偏心孔拧入皮钉的方式对髁上骨折块进行加压。使用螺钉更换所有克氏针,完成最终固定。术中透视可见关节面解剖复位,双钢板垂直固定肱骨远端(图4-2)。

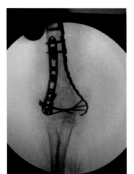
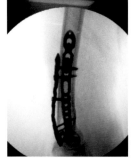
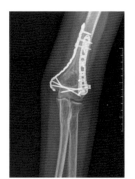
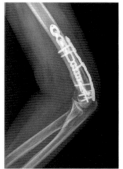

图4-2 术中透视影像　　　　图4-3 术后10周肘关节正、侧位X线片

术后石膏托固定肘关节于伸直位。口服吲哚美辛预防异位骨化。术后第2天开始被动活动,术后2周逐渐开始主动功能锻炼。术后10周复查,X线片显示骨折愈合良好(图4-3)。术后6个月查体见肘关节活动满意(图4-4)。

▶ **最后诊断** ▶▶▶

左肱骨远端粉碎性骨折。

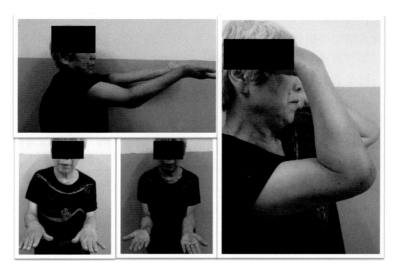

图4-4 术后6个月功能展示照片

患者肘关节屈伸存在一定程度的活动受限，旋转功能恢复可。

讨论及评述

1. 骨折分型

根据肱骨远端骨折AO分型(图4-5)及患者受伤后X线和CT检查结果(图4-1)，该患者肱骨远端骨折为C3型，关节面及干骺端均为粉碎性骨折。由于骨折为粉碎性，骨折块相互重叠，通过正、侧位X线片难以了解骨折的真实情况，CT平扫和三维重建有助于理解骨折形态及制订手术方案。

2. 治疗计划

（1）手术适应证及方式：大部分肱骨远端骨折需要手术治疗。该患者粉碎性骨折，骨折块移位明显且累及关节面，手术指征明确。患者既往身体健康，否认高血压、糖尿病等基础疾病，无手术禁忌。

肱骨远端骨折手术方式主要包括切开复位内固定及肘关节置换。内固定是多数患者的治疗选择。对于骨量减少且非常靠近关节面的粉碎性骨折及合并肘关节疾病的老年患者，可以考虑肘关节置换。该患者优先选择内固定手术。

（2）手术入路：选择合适的手术入路以实现合适的手术显露是保证骨折满意复位及稳定内固定的前提。肱骨远端骨折的手术入

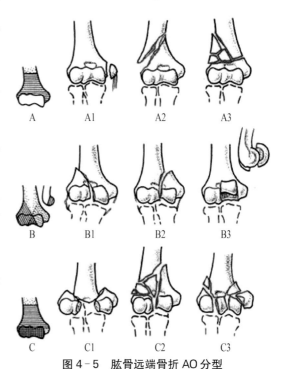

图4-5 肱骨远端骨折AO分型

路主要包括经尺骨鹰嘴截骨入路、经肱三头肌翻转或劈开入路、经肱三头肌两侧入路。其中经尺骨鹰嘴截骨入路能够提供最佳的手术显露,并且对肱三头肌的干扰较小。其缺点是不利于术中改行肘关节置换术,且存在截骨部位骨不连的风险。经肱三头肌翻转或劈开入路便于在术中改行肘关节置换术,且避免了尺骨截骨的并发症,但可能发生与伸肘装置有关的并发症。经肱三头肌两侧入路提供有限的手术显露,仅适用于相对简单的骨折类型。此患者采用经肱三头肌翻转入路。

(3) 内固定方案:目前,肱骨远端骨折内固定多采用双钢板平行或垂直固定,以达到足够的稳定性,满足早期活动的需要。临床上对选择何种固定方式尚存在争议。我们建议可以根据骨折具体类型进行选择:①如存在肱骨小头冠状面劈裂时,更适合使用背外侧钢板(垂直固定技术),原因是背外侧置板可以用螺钉从背侧把持肱骨小头;②如骨折线非常接近关节面,或属于复杂骨折,更适合平行钢板技术或带外侧支撑的背外侧板,原因是可植入较长的内-外方向螺钉,更好地固定滑车关节面。该患者肱骨小头冠状面劈裂,故采用双钢板垂直固定技术。

成人复杂肱骨远端骨折同时累及肱骨髁上及髁间,其临床处理相对棘手。根据术前 CT 结果评估骨折类型及粉碎程度,选择合理的手术入路及固定方法,术中争取解剖复位牢靠固定,术后尽早进行功能锻炼,一般能够达到满意或可以接受的治疗结果。

(贾亚超　丁　坚)

病例5　陈旧肘关节恐怖三联征

主诉

外伤致右肘活动受限 7 个月余。

病史摘要

患者,女,22 岁,于 2012 年 1 月 2 日摔伤致右肘疼痛、畸形、活动受限,至当地医院就诊,查 X 线片示:右肘关节脱位,右桡骨头骨折,右尺骨冠突骨折(图 5 - 1)。诊断:右肘关节恐怖三联征。予以右前臂悬吊处理。后于 2012 年 1 月 9 日在乡镇医院行右桡骨头切除术,术后右前臂悬吊制动 20 天,后渐出现右肘关节活动受限,于家中自行功能康复锻炼,效果不佳,查 X 线片如图 5 - 2 所示,CT 图像如图 5 - 3 所示。于 2012 年 5 月至当地医院就诊,查 X 线片示:右肘关节异位骨化形成(图 5 - 4)。为求进一步诊治,于 2012 年 8 月 21 日来我院门诊就诊,遂拟"右肘关节功能障碍,右肘关节半脱位,右桡骨头切除术后,骨化性肌炎"收治入院。

入院查体

见右肘部手术瘢痕,右肘关节活动受限:伸 45°、屈 50°;右前臂旋前 30°、旋后 80°;右上肢肌力 IV^+ 级,右腕及右手各指关节活动可,右手尺侧感觉稍减退。

◆ 辅助检查 〉〉〉

　　查 X 线片及 CT 示：右桡骨头缺如，右肘关节半脱位，右肘部大量异位骨化组织形成（图 5 - 5、图 5 - 6）。

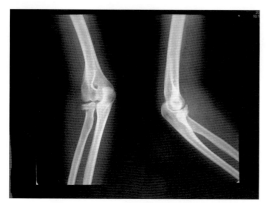

图 5 - 1　2012 年 1 月 2 日初伤时 X 线图像

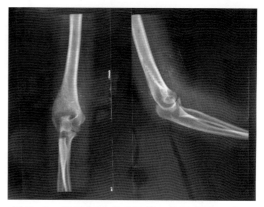

图 5 - 2　2012 年 2 月 2 日第一次手术后 20 余日 X 线图像

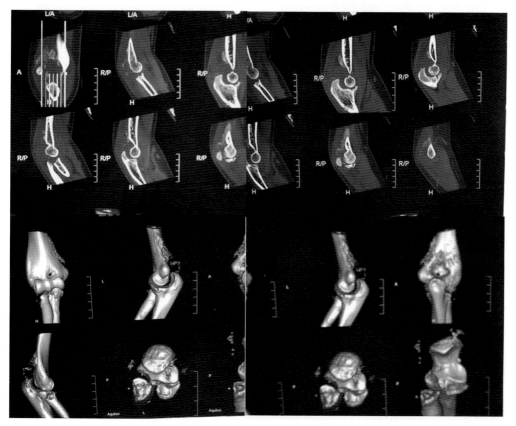

图 5 - 3　2012 年 2 月 2 日第一次手术后 20 余日 CT 图像

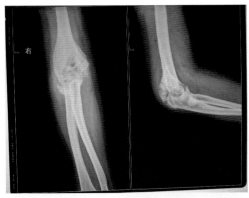

图 5-4　2012 年 5 月 7 日第一次手术后 4 个月
　　　　时 X 线图像

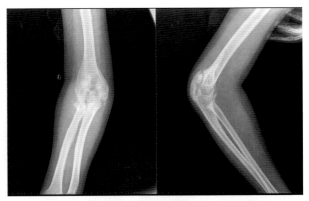

图 5-5　2012 年 8 月 22 日我院术前 X 线图像

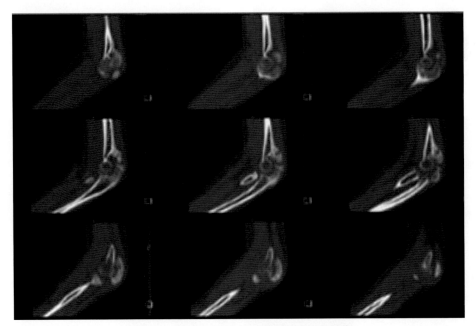

图 5-6　2012 年 8 月 22 日我院术前 CT 图像

术前患者肘关节功能照片如图 5-7 所示。

初步诊断

右肘关节功能障碍,右肘关节半脱位,右桡骨头切除术后,骨化性肌炎。

治疗及转归

1. 治疗计划

(1) 手术适应证:患者右肘关节屈伸及旋转功能严重障碍,且第一次手术未进行冠突骨折的固定,后续出现大量异位骨化形成、肘关节半脱位、肘关节欠稳、右手尺侧感觉减退等问题,手术指征明确。

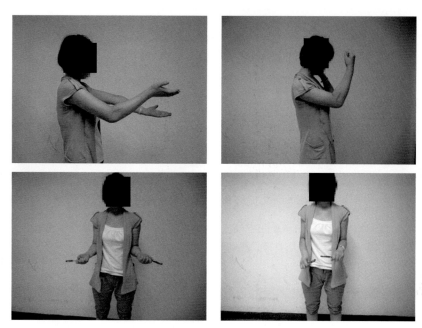

图 5-7　2012 年 8 月 21 日我院术前肘关节功能展示

（2）手术方式选择：拟行右肘关节松解 + 桡骨头置换 + 侧副韧带修补 + 尺神经前置 + 外固定支架术。

2. 治疗过程

（1）手术过程：如图 5-8 所示，术中采取内外侧联合入路。内侧入路松解尺神经，清理异位骨化，松解关节囊，修复内侧副韧带并前置尺神经；外侧入路清理异位骨化，松解关节囊，置换桡骨头，修复外侧副韧带。术中活动肘关节，取得满意角度，检查肘关节稳定性满意。最后以铰链式外固定支架固定，以维持侧副韧带稳定性，辅助术后功能锻炼。

（2）术后处理：术后当天将患肢固定于屈肘 90°位置，术后第二天即开始指导进行主、被动屈伸功能锻炼，并进行康复间歇时冰敷冷疗，同时指导抬高患肢消肿。术后第二天的 X 线片如图 5-9 所示，可见异位骨化基本清除完全，关节间隙清晰，人工桡骨头位置满意，外支架固定中。

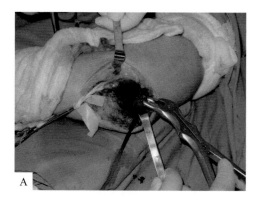

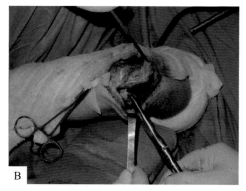

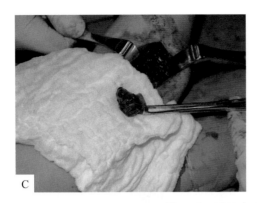
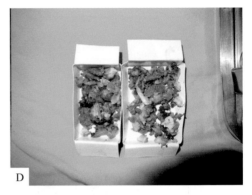

图 5-8　2012 年 8 月 23 日术中照片

A.松解卡压尺神经,修复内侧副韧带,清理内侧异位骨化;B.清理外侧异位骨化;C.修复外侧副韧带,切除变形桡骨近端残端及骨赘,更换人工桡骨头;D.术中清除的骨赘。

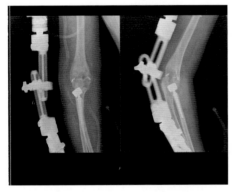

图 5-9　术后 2 天的影像图片

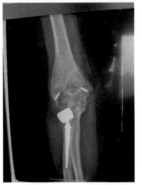

图 5-10　术后 3 个月的影像图片

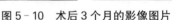

　　术后 6 周,拆除外固定支架,并指导患者开始前臂旋转功能锻炼。术后 3 个月随访,影像图片见图 5-10,功能照片见图 5-11。查右肘关节功能:伸 0°、屈 130°,右前臂旋前 0°、旋后 90°,右上肢肌力Ⅳ+级,右腕及右手各指关节活动可,右手尺侧感觉较前恢复。可见患者右肘关节屈伸功能满意;前臂旋前功能尚在康复中,不够满意,继续指导进行功能锻炼。8 年后再复查,查右肘关节功能:伸 0°、屈 135°,右前臂旋前 80°、旋后 90°,右上肢肌力Ⅳ+级,右腕及右手各指关节活动可,感觉可。患者人工桡骨头位置仍稳定(图 5-12),肘关节稳定,且屈伸及旋转功能恢复满意(图 5-13)。

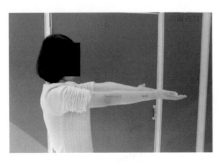
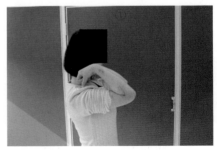

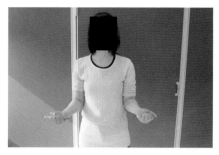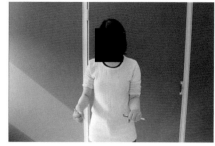

图 5－11　术后 3 个月肘关节功能展示

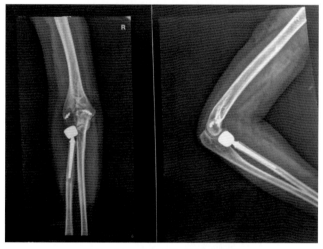

图 5－12　术后 8 年的影像图片

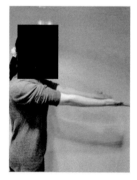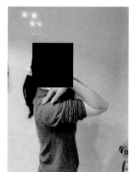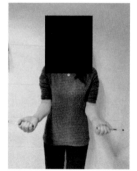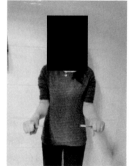

图 5－13　术后 8 年肘关节功能展示

最后诊断

肘关节恐怖三联征。

讨论及评述

1. 骨折分型

1996 年，Hotchkiss 将肘关节后脱位同时伴有桡骨头和尺骨冠突骨折，称为"肘关节恐怖三联征(terrible triad of the elbow)",也称"可怕三联征"。2005 年张世民在国内介绍了这一创伤骨科新概念。

目前主流分型法仍旧主要由冠突骨折及桡骨头骨折的分型分别构成。

(1) 冠突骨折——Regan-Morrey 法(1989),依据侧位 X 线片分类。

Ⅰ型:冠突顶点骨折。

Ⅱ型:少于冠突 50% 的单一或复杂骨折。

Ⅲ型:超过冠突 50% 的单一或复杂骨折。

(2) 桡骨头骨折——Mason 法(1954)分类。

Ⅰ型:桡骨头边缘无移位或移位小于 2 mm 的小片骨折(<25%)。

Ⅱ型:桡骨头部分骨折(仍有部分桡骨头骨质与桡骨干相连续)伴移位大于 2 mm。

Ⅲ型:桡骨头完全粉碎骨折(头与干无任何骨质连续)。

Ⅳ型:Johnston(1962)对 Mason 法进行了改良,增加了桡骨头骨折伴肘关节后脱位。

因此在肘关节恐怖三联征中,所有的桡骨头骨折均为第Ⅳ型。

此外,刘观燚等于 2017 年提出了新的肘关节恐怖三联征的分型方法及治疗原则,将肘关节恐怖三联征分为 5 型(图 5-14):ⅠA 和ⅠB 型、Ⅱ、Ⅲ 和Ⅳ型;Ⅳ型损伤根据术中内侧副韧带损伤与否来评估。

Ⅰ型损伤:为桡骨头骨折涉及≤40% 的桡骨头,同时冠突为尖部骨折。

进一步根据冠突骨折大小分为 2 个亚型:

(1) ⅠA 型损伤:为≤2 mm 的冠突尖部骨折。

(2) ⅠB 型损伤:为>2 mm 的冠突尖部骨折。

手术策略:ⅠA 型损伤,单纯外侧入路,外侧 Kocher 入路进行桡骨头固定和外侧副韧带修复,不固定冠突骨折;ⅠB 型损伤,联合入路,外侧 Kocher 入路行桡骨头和外侧副韧带修复,前内侧入路修复冠突骨折。

Ⅱ型损伤:为粉碎和(或)移位的桡骨头骨折>40% 的桡骨头,同时冠突为尖部骨折。意义:由于桡骨头大部分骨折,同时冠突骨折为靠近桡骨切迹的尖部,所以可能相对容易通过外侧切口固定冠突骨折。

手术策略:单独外侧劈伸肌总腱入路;进行桡骨头置换或固定,外侧副韧带修复,固定冠突骨折。

Ⅲ型损伤:涉及前内侧冠突骨折和基底部骨折。意义:一般很难通过外侧入路固定前内侧冠突骨折。即使对桡骨头桡骨置换时通过桡骨头切除可以便于显露冠突,也很难通过外侧入路有效地复位和固定前内侧冠突骨折。

手术策略:联合入路,外侧 Kocher 入路固定或置换桡骨头,修复外侧副韧带;前内侧入路固定冠突骨折。

Ⅳ型损伤:肘关节脱位、桡骨头骨折、冠突骨折,同时合并内侧副韧带损伤。

手术策略:联合入路,通过前内侧"over-the-top"入路修复内侧副韧带,外侧 Kocher 入路固定或置换桡骨头。

该例患者的骨折类型,冠突骨折应属于 Regan-Morrey Ⅱ 型骨折,桡骨头骨折应属于 Mason Ⅲ 型或 Johnston 改良的 Mason Ⅳ 型骨折;而使用刘观燚等提出的肘关节恐怖三联征分型方法来评定应属于Ⅲ型损伤。

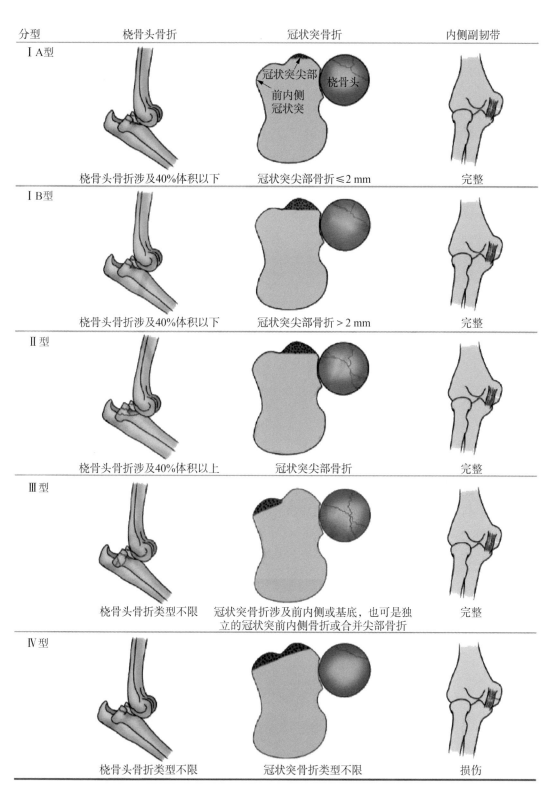

图 5-14 新的肘关节恐怖三联征的分型方法

引自:刘观燚,马维虎,周雷杰,等.肘关节恐怖三联征的分型及手术治疗[J].中华骨科杂志,2017,37(21):1361-1370.

从最终的结果看,患者初伤时因当时当地医疗条件有限,医生选择了手法复位肘关节后行桡骨头切除术。术后又因康复训练方式不当,造成了肘关节大量异位骨化形成,肘关节稳定性欠佳,肘关节功能严重障碍。在异位骨化基本成熟后,患者选择了在我院进行第二次修复手术,此后我们选择的手术及术后康复训练方式,即彻底松解尺神经、去除异位骨化、松解肘关节,修复侧副韧带,人工桡骨头置换,并在铰链式外固定支架的辅助下进行早期功能锻炼。从长期随访来看,该患者取得了较为良好的预后:患者肘关节稳定,屈伸及旋转活动均良好,人工关节功能及稳定性满意,神经功能恢复满意。这为我们治疗肘关节恐怖三联征初始治疗不够满意的二次修复提供了良好的范例。虽然桡骨头置换后是否仍需要外支架固定来进行辅助功能锻炼仍是学科中尚存在争议的问题,但从此例8年以前的手术案例的最终随访疗效来看,这一手术方式仍然是有效的。我们希望日后能通过更多的类似病例,经过严格的分型评估患者病情,并控制手术方式变量,多方对比,最终建立起我们针对各种类型肘关节恐怖三联征后遗症患者的最佳手术方式体系。

(刘　珅　范存义)

病例6　创伤后肘关节僵硬伴严重骨桥形成

主诉

左肘外伤术后活动受限9个月。

病史摘要

患者,女,25岁。患者于2015年3月28日因外伤致左肘肿痛、活动受限,伤初无头晕、昏迷等特殊不适,遂至当地医院就诊。查X线片示:左肱骨外髁骨折(图6-1)。诊断:左肱骨外髁骨折。患者于2015年3月28日于外院行石膏固定,持续6周。拆除石膏后,患者在功能锻炼过程中出现左肘关节活动受限,遂于2015年12月23日至我院就诊。

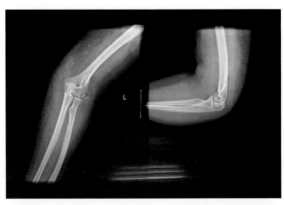

图6-1　2015年3月28日,初伤时X线片图像

入院查体

左肘关节活动受限:伸60°,屈60°;左前臂旋前90°,旋后90°;左肘关节中度不稳,左上肢肌力Ⅴ级,左腕掌关节活动可,手指无麻木。

辅助检查

X线片及CT:左肘关节周围骨赘形成。

术前影像图片如图6-2～图6-4所示。

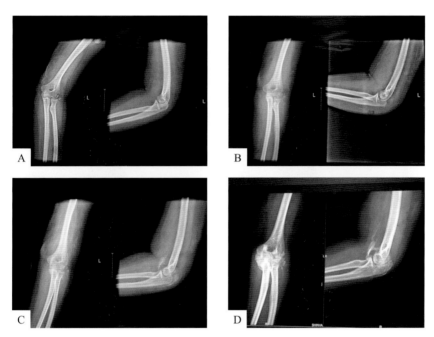

图6-2 伤后7个月内异位骨化生长X线影像变化

A.2015年5月11日,伤后1个半月;B.2015年6月12日,伤后2个半月;C.2015年7月24日,伤后4个月;D.2015年10月24日,伤后7个月。

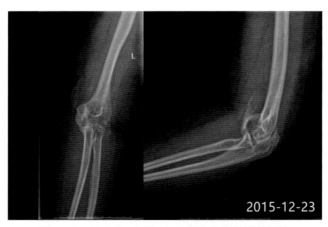

图6-3 2015年12月23日我院术前X线片图像

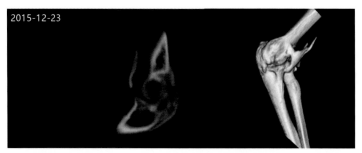

图 6-4　2015 年 12 月 23 日我院术前 CT 图像,可见骨桥形成

术前肘关节功能照片:如图 6-5 所示。

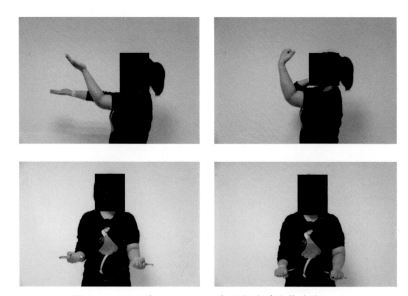

图 6-5　2015 年 12 月 23 日我院术前肘关节功能展示

初步诊断

左肘关节僵硬。

治疗及转归

1. 治疗计划

(1) 手术适应证:患者初始治疗中制动时间过久及错误的康复训练方式导致了大量异位骨化产生,甚至有骨桥形成,左肘关节屈伸功能严重障碍,手术指征明确。

(2) 手术方式选择:拟行左肘关节松解 + 侧副韧带修补 + 尺神经前置 + 外固定支架术。

2. 治疗过程

(1) 手术过程:术中采取内外侧联合入路。内侧入路松解尺神经,清理异位骨化,松解关节囊,修复内侧副韧带并前置尺神经;外侧入路清理异位骨化,松解关节囊,修复外侧副韧带。术中活动肘关节,取得满意角度,检查肘关节稳定性满意(图 6-6)。最后以铰链式外固定支架固定,以维持侧副韧带稳定性,辅助术后开展功能锻炼。

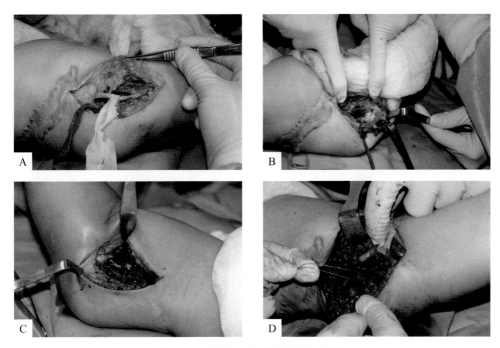

图6-6　2015年12月25日术中照片

A.松解卡压的尺神经,修复内侧副韧带,清理内侧异位骨化;B.暴露前方骨桥并切除;C.清理外侧异位骨化,松解外侧副韧带;D.铆钉修补内侧副韧带。

(2)术后处理:术后当天将患肢固定于屈肘90°位置,术后第2天开始指导进行主、被动屈伸功能锻炼,并进行康复间歇时冰敷冷疗,同时指导抬高患肢消肿。术后第3天的X线片如图6-7所示,可见异位骨化及骨桥基本完全清除,关节间隙清晰,外支架固定中。

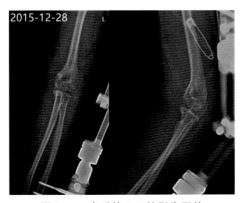

图6-7　术后第3天的影像图片

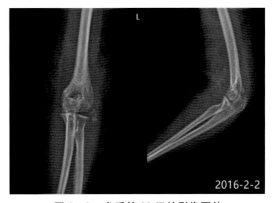

图6-8　术后第39天的影像图片

术后第39天,拆除外固定支架,并指导开始前臂旋转功能锻炼。影像图片如图6-8所示,肘关节功能照片如图6-9所示。查左肘关节功能:伸直0°,屈曲145°;左前臂旋前90°,旋后90°;左肘关节稳定,左上肢肌力Ⅴ级,左腕及左手各指关节活动可,感觉可。可见患者左肘关节屈伸功能及稳定性改善非常满意。

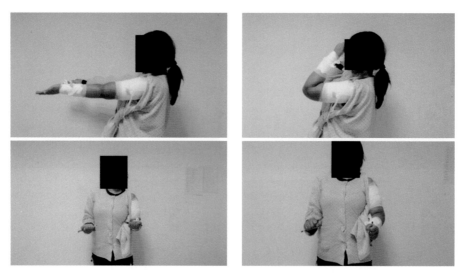

图 6-9　术后第 39 天的肘关节功能展示

最后诊断

左肘关节僵硬。

讨论及评述

1. 肘关节功能评分

目前国际上通用的肘关节功能评分为 Mayo 肘关节功能评分（Mayo elbow performance score，MEPS），包括：疼痛（满分 45 分；其中，无，45 分；轻微，30；中度，15 分；重度，0 分）；运动（满分 20 分；其中，>100°，20 分；50°~100°，15 分；<50°，5 分）；稳定性（满分 10 分；其中，稳定，10 分；中度稳定，5 分；不稳定，0 分）；日常生活技能（满分 25 分；梳头，5 分；自己吃饭，5 分；清洁会阴，5 分；自己穿衣，5 分；自己穿鞋，5 分）。总分高于 90 分者为优，75~89 分为良，60~74 分为中，小于 60 分为差。

我们团队根据多年经验总结，提出了基于中国人生活特色的肘关节功能评分方法——上海肘关节功能障碍评分（the Shanghai elbow dysfunction score，SHEDS），如表 6-1 所示。

表 6-1　上海肘关节功能障碍评分（SHEDS）

	肘关节活动能力维度（EMC）[1]		
	6 分	3 分	0 分
系鞋带	没有困难	存在困难	完全不能
骑车	没有困难	存在困难	完全不能
使用鼠标和键盘	没有困难	存在困难	完全不能
梳头	没有困难	存在困难	完全不能

（续表）

	肘关节活动能力维度（EMC）†		
	6分	3分	0分
拖地	没有困难	存在困难	完全不能
用钥匙开门	没有困难	存在困难	完全不能
阅读杂志	没有困难	存在困难	完全不能
洗脸	没有困难	存在困难	完全不能
	肘关节相关症状维度（ERS）			
	15分	10分	5分	0分
疼痛*（VAS）	无（0分）	轻度（1~3分）	中度（4~6分）	重度（7~10分）
尺神经症状#	无	感觉障碍	运动障碍（不伴残疾）	运动障碍（伴有残疾）
肘关节肌力	/	/	MMT 5级	MMT<5级
肘关节稳定性	/	/	稳定	不稳定
	患者满意度维度				
	12分	9分	6分	3分	0分
满意度	非常满意	有点满意	中立	有点不满意	非常不满意

引自参考文献[3]。MMT：徒手肌力测定。†：该部分针对僵硬的上肢："没有困难"和僵硬前一样轻松地完成；"存在困难"虽能完成但不像僵硬前那样轻松，可能需要改变活动方式或只能完成部分；"无法完成"无论什么方式都完成不了。*：疼痛的评价根据视觉模拟评分进行分级。#：如伴有桡神经或正中神经的症状，则在ERS维度总分上直接减5分。

该例患者术前的肘关节功能障碍程度根据Mayo肘关节功能评分评定为60分。

2. 肘关节僵硬分型

目前常用的肘关节僵硬分型方式有如下几种：

（1）Kay的肘关节僵硬分类系统，僵硬被分为5型：

Ⅰ型：软组织挛缩。

Ⅱ型：有骨化的软组织挛缩。

Ⅲ型：非移位的关节内骨折、软组织挛缩。

Ⅳ型：软组织挛缩性移位关节内骨折。

Ⅴ型：创伤后骨关节炎。

（2）Morrey的肘关节僵硬分类系统，基于解剖位置和异常原因（内源性、外源性或混合性）进行分型：①内源性（关节内）因素，涉及关节内粘连、关节不平整和软骨损失；②外源性（关节外）因素，涉及软组织（关节囊）或侧副韧带的挛缩、异位骨化和关节外畸形愈合；③也可以由内在和外在机制的混合因素共同引起。

（3）Hastings和Graham基于功能受限情况提出的针对异位骨化的分型：

Ⅰ型：异位骨化有影像学表现，但是没有明显功能受限。

Ⅱ型:肘关节活动受限,但仍有一定范围的功能活动。还可进一步分为ⅡA、ⅡB和ⅡC亚型:ⅡA型为肘屈伸平面受限,ⅡB型为前臂旋转平面受限,ⅡC型为2个平面均受限。

Ⅲ型:肘强直。与Ⅱ型一样,也可以分为A、B和C亚型。但异位骨化的大小和肘关节功能并不呈正相关。

目前,不同分类方式各有优劣,临床医师通常根据实际情况选择使用。但这些分型方式都没有涉及肘关节的前臂旋转功能。2020年,我们团队基于前人经验及我院大量病例的总结分析,提出了一种新的肘关节病理分型方式(表6-2),并基于此种分型提供了相应的手术策略参考(表6-3)。

表6-2 孙子洋等提出的一种新的肘关节病理分型方式

伸屈功能障碍	旋转功能障碍
Ⅰ:单纯牵拉型	Ⅰ:单纯粘连或骨化型
Ⅱ:牵拉伴阻挡型	Ⅱ:桡骨头畸形或不愈合型
Ⅲ:关节面畸形愈合型	Ⅲ:上尺桡骨桥型
Ⅳ:骨桥型	

引自参考文献[4]。

表6-3 孙子洋等提出的基于新的肘关节病理分型方式提供的手术策略参考

类型	不同病理因素	对应松解策略
伸屈Ⅰ型		
前方牵拉（伸直受限）	前方关节囊挛缩	前方关节囊切开或切除(外)
	内侧副韧带前束挛缩或异位骨化	内侧副韧带前束切除及重建(内)
	屈肘肌-腱单位挛缩或异位骨化	屈肘肌-腱单位成形或异位骨化切除(外)
	前方皮肤瘢痕增生	前方皮肤"Z"字成形
后方牵拉（屈曲受限）	后方关节囊挛缩	后方关节囊切开或切除(内)
	内侧副韧带后束挛缩或异位骨化	内侧副韧带后束切除(内)
	肱三头肌挛缩或异位骨化	肱三头肌网状成形或异位骨化切除(内)
	后方皮肤瘢痕增生	后方皮肤"Z"字成形
伸屈Ⅱ型		
前方阻挡（屈曲受限）	桡窝瘢痕增生、骨赘或游离体形成	桡窝内瘢痕、骨赘或游离体切除(外)
	冠突窝瘢痕增生、骨赘或游离体形成	冠突窝内瘢痕、骨赘或游离体切除(外)
	冠突骨赘形成	冠突窝成形(外)
	肘关节前方异位骨化	前方异位骨化切除(外)
后档阻挡（伸直受限）	鹰嘴窝瘢痕增生、骨赘或游离体形成	鹰嘴窝内瘢痕、骨赘或游离体切除(内)
	鹰嘴骨赘形成	鹰嘴窝成形或鹰嘴尖截骨(内)
	肘关节后方异位骨化	后方异位骨化切除(内)

（续表）

类型	不同病理因素	对应松解策略
伸屈Ⅲ型	关节面畸形愈合	畸形关节面成形
伸屈Ⅳ型	骨桥形成	骨桥切除
旋转Ⅰ型	环状韧带及其周围瘢痕化或骨化	环状韧带及其周围瘢痕或骨化组织松解（外）
旋转Ⅱ型	桡骨头畸形或者不愈合	旋转功能重建（外）*
旋转Ⅲ型	上尺桡骨桥形成	骨桥切除（外）

引自参考文献[4]。内：内侧入路；外：外侧入路。*：选择性行单纯桡骨头成形、桡骨头切除、假体置换。

孙子洋等提出的分型方法简便直观，既评定了肘关节的屈伸功能，也区分了前臂的旋转功能，且为肘关节成形术步骤的标准化提供了新的视角，并取得了令人满意的临床效果，希望能在未来的创伤后肘关节僵硬治疗领域中发挥更大的作用。

本例患者的肘关节僵硬程度，按照 Kay 分类系统来评定应属于Ⅳ型；按照 Morrey 的分类系统评定应属于内源及外源混合性因素损伤；按照孙子洋的新型分型方式来评定应属于 EF（屈伸功能）Ⅳ型，FR（前臂旋转功能）没有障碍。

患者初伤时因选择了石膏固定 6 周这一治疗方式，制动时间过长，且未能修复损伤的侧副韧带；拆除石膏后又经历了不当的康复训练方式，造成了肘关节大量异位骨化甚至骨桥形成，肘关节稳定性欠佳，肘关节功能严重障碍。异位骨化及骨桥基本成熟后，患者到我院就诊，选择了进行肘关节松解手术。此后我们选择的手术及术后康复训练方式，即彻底松解尺神经、去除异位骨化、松解肘关节、修复侧副韧带，并在铰链式外固定支架的辅助下进行早期功能锻炼。从随访结果来看，取得了较为良好的预后：患者肘关节屈伸及旋转活动均良好，稳定性修复满意。在粘连复发防治方面，肌腱粘连机制及其防粘连膜干预研究表明，调控巨噬细胞相关炎症，阐明其与粘连组织增生以及防粘连材料的相互作用机制，对通过抗炎、抗增生降低组织粘连复发率和药物的技术开发，具有里程碑式的意义和重大的临床价值。这为我们治疗创伤后肘关节僵硬患者以及预防其复发提供了良好的理论依据。希望日后的相关研究能帮助我们建立起针对创伤后肘关节僵硬患者的标准化诊疗体系，降低复发率，造福更多的患者。

（刘　珅　范存义）

参考文献

[1] WANG S，LU M，WANG W，et al. Macrophage polarization modulated by NF－κB in polylactide membranes-treated peritendinous adhesion [J]. Small，2021，18(13)：e2104112.

[2] CAI C，WANG W，LIANG J，et al. MMP－2 responsive unidirectional hydrogel-electrospun patch loading TGF－β1 siRNA polyplexes for peritendinous anti-adhesion [J]. Adv Funct Mater，2021，31(6)：2008364.

[3] SUN Z，LIU W，WANG W，et al. Development and validation of a new elbow-specific scoring system for patients with elbow stiffness：the Shanghai Elbow Dysfunction Score [J]. J

Shoulder Elbow Surg，2019，28：296－303.

［4］ SUN Z，LI J，CUI H，et al. A new pathologic classification for elbow stiffness based on our experience in 216 patients ［J］. J Shoulder Elbow Surg，2020，29：e75－86.

［5］ LI Y，HU C，HU B，et al. Sustained release of dicumarol via novel grafted copolymerization with electrospun nanofiber membrane for treatment of peritendinous adhesion ［J］. Adv Healthcare Mater，2023，2203078.

［6］ LI Y，YU Q，LING Z，et al. Novel enzyme-sensitive poly-tioxolone membranes for peritendinous anti-adhesion［J］. Compos Part B Eng，2022，109904.

第三章

骨盆相关病例

病例7 髋臼骨折微创复位导航螺钉固定

主诉

交通伤后左髋部肿胀疼痛16小时伴明显活动障碍。

病史摘要

患者,男性,51岁。入院前16小时开车时发生交通事故,左髋部即刻疼痛难忍,不能活动,随后来我院急诊科就诊。患者自发病来,痛苦貌,无发热、咳嗽等,二便正常,生命体征平稳。既往史:无特殊。

入院查体

T 36.5℃,P 84次/分,R 20次/分,BP 125/70 mmHg。神清,气平,痛苦貌,精神尚可,对答切题。

专科检查:左髋部明显肿胀,左髋关节活动明显受限。左髋关节旋转及屈伸活动时疼痛明显加重。局部有压痛,皮下无波动感。左下肢较对侧健肢短缩2 cm。左足趾活动可,左足背动脉搏动可触及,足部血运良好。左下肢感觉无异常。

辅助检查

(1)实验室检查:正常。

(2)X线及CT检查如图7-1所示。

初步诊断

左髋臼前壁骨折伴股骨头中心性移位(A3.1)。

治疗及转归

(1)术前准备:患者术前常规行股骨髁上牵引,并在术前根据手术部位及固定方式确定导航机器和C臂机放置的位置。

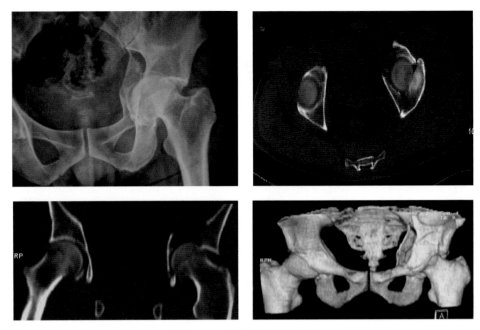

图 7‑1　术前 X 线片及 CT

显示前壁和四边板骨折,股骨头中心性移位。

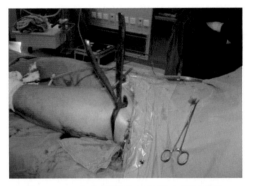

图 7‑2　术中用特殊复位钳小切口复位髋臼骨折

（2）骨折复位:患者仰卧于可透 X 线的手术台(木床)上,臀部垫高,在全身麻醉下行手术操作。屈曲患侧髋关节及膝关节,放松髂腰肌,于腹股沟中点外侧做一小切口,在股动脉搏动点外侧髂腰肌内缘处分离。分离髂腰肌深面,将特制复位钳缓慢插入,复位钳的一个尖端放在移位骨折处,另一尖端穿过外展肌置于髋臼上缘,收紧复位钳尖端复位骨折(图 7‑2)。C 臂机检查骨折复位情况。骨折获得良好复位后,实施通道螺钉固定技术。

（3）获取图像:在患者髂前上棘上固定示踪器并将其开启,同样在 C 臂机上安放示踪器并开启,通过固定在工具上的示踪器对手术操作工具进行校准(图 7‑3)。随后采集图像,摄取

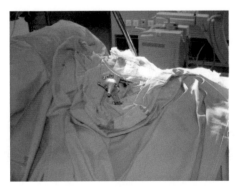
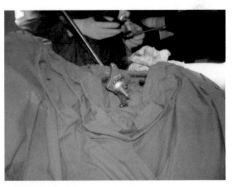

图 7‑3　C 形臂机采集图像显示骨折复位满意后启动导航系统,常规进行导航相关工具设备的注册

骨盆正位、入口位、出口位，以及闭孔斜位图像。图像摄取后会自动输入导航系统并进行失真纠正（图7-4）。所有获取的透视图像都被存储在导航系统中，转化成不同的界面，随时可以调出参考使用。

（4）髋臼骨折固定方法：采集图像后在导航下按照损伤部位采用不同的空心螺钉固定技术。髋臼前壁骨折采用前柱顺行空心螺钉固定技术，四方区骨折采用 Magic 螺钉固定技术。导航过程中，导航工具使用经过校准的套筒。当导航工具接近骨盆时，可在显示器的4幅图像上看到虚拟导针的实时变化，这有助于精确地确定导针进入点和进针方向。同时在显示器的图像上计算出设想

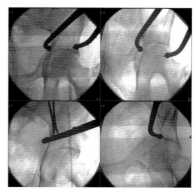

图7-4 采集导航图像

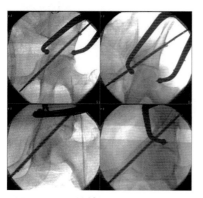

图7-5 导航辅助下从髋臼上区向耻骨结节打入第1枚导针，再次采集图像确认导针位置满意后拧入第1枚螺钉

放置螺钉的长度。在入钉点做一直径2 cm的切口，钝性分离皮下组织，插入套筒再次确定入钉点和虚拟空心螺钉方向，通过套筒置入一枚导针，并在透视下确认导针的位置、长度以及复位的情况。如果导针穿入关节内或骨盆盆腔内则拔出导针，重新在导航下插入导针。透视确认导针位置正确后拧入6.5 mm的空心螺钉。从髋臼上区向耻骨结节打入第1枚导针，从髋臼上区向四方区打入第2枚导针，通过小切口从髋臼上区向四方区打入第3枚导针。测量螺钉长度后沿导针分别拧入3枚通道螺钉（图7-5~图7-7）。在打入1枚前柱螺钉和2枚四方区螺钉后，再次透视确认空心螺钉位置良好后关闭切口（图7-8、图7-9）。术前和术后对髋臼骨折进行CT检查，评估骨折复位情况以及观察螺钉是否进入关节腔内或穿出骨皮质。术后即刻X线片显示髋臼骨折复位良好（图7-10）。术后1个月随访时发现手术切口愈合，髋关节功能良好（图7-11）。术后42个月随访时CT检查显示骨折复位良好，螺钉没有穿入关节内，没有出现创伤性髋关节炎表现（图7-12）。

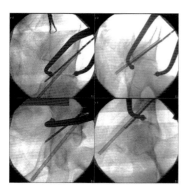
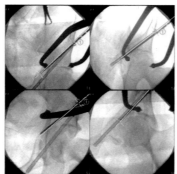
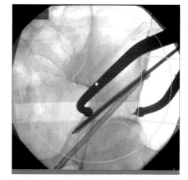

图7-6 从髋臼上区向四方区打入第2枚导针，测量螺钉长度后拧入第2枚螺钉

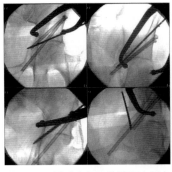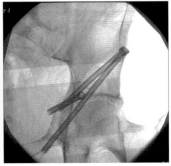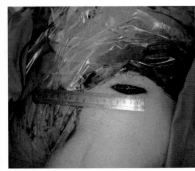

图7-7 通过小切口从髋臼上区向四方区打入第3枚导针,测量螺钉长度后拧入第3枚螺钉　　图7-8 术中透视片　　图7-9 手术切口照片,切口约5cm

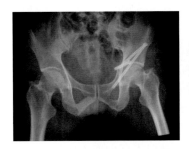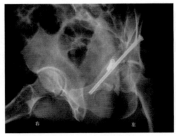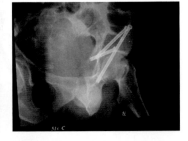

图7-10 术后即刻X线片示骨折复位良好

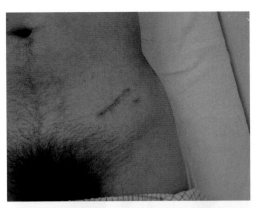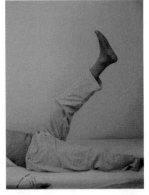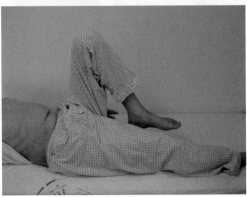

图7-11 术后1个月随访示切口愈合及髋关节功能照片

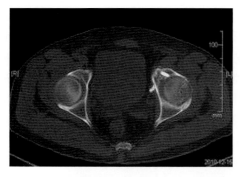
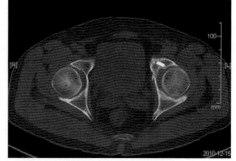
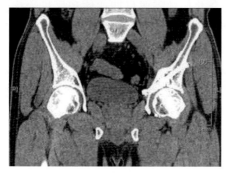
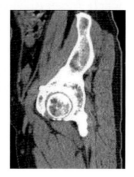

图 7-12　术后 42 个月 CT

横截面(A、B)、冠状面(C)和矢状面(D)显示骨折复位良好,螺钉没有穿入关节内,没有出现创伤性关节炎。

讨论及评述

移位的髋臼骨折多由高能量创伤所致,常需切开复位内固定手术治疗。虽然无移位的髋臼骨折可以非手术治疗,但是这些骨折的内固定手术不仅可以防止不稳定髋臼骨折的移位,而且有利于患者的早期活动。传统的切开复位内固定术需要广泛的软组织剥离,这不仅导致患者失血较多,切口恢复较慢,容易感染,而且较易损伤神经、血管和出现异位性骨化等。经皮螺钉置入内固定技术则具有失血少、感染率低、软组织损伤轻和机体恢复快等优点,已经被用于治疗无移位或轻度移位的髋臼骨折。除此之外,通道螺钉还可用于:可以闭合复位或小切口辅助复位的移位明显的髋臼骨折;复杂的双柱骨折,一柱骨折切开复位内固定后另一柱骨折获得解剖复位时;全身多发伤患者,无法耐受广泛切开复位内固定;有烫伤或皮肤脱套伤的患者,切开复位内固定风险较大时。它不能用于小的后壁骨折、髋臼软骨下骨塌陷或关节内有游离骨块的患者。

由于经皮固定,甚至髋关节骨折的常规手术入路,对髋关节表面的暴露也相对有限,已有研究报道通道螺钉穿入髋关节内的发生率在 0.9%~7%。此外,鉴于骨盆结构的复杂性,且容易出现解剖学上的变异,而经皮固定的螺钉仅有狭窄的“安全通道”,因此,为了减少神经、血管等组织损伤的风险,需要提高螺钉固定的准确性。传统经皮螺钉固定手术需要依靠术中 X 线反复多次透视来获得髋臼不同投照位的影像,从而确定螺钉正确的进钉点、进钉方向以及深度,但这在无形中增加了手术时间以及术者和患者 X 射线暴露的时间。有时,尽管经 X 线反复透视,螺钉仍然会偏离正确的位置。

透视导航下手术克服了传统经皮螺钉固定术透视过多的缺点。它采用了虚拟成像和影像联合定位技术,可以在屏幕上多角度同时连续地监测手术器械的位置和方向,这样就大大减少了透视次数,降低了术者和患者的 X 线辐射量,从而保护了术者和患者,同时也减少了手术时间。Lin 等使用 X 线透视导航技术经皮螺钉固定髋臼骨折,平均透视时间为 38 s,手术时间为 40 分钟。Crowl 等的手术结果显示常规透视时间低于 45 s。这明显优于传统方法所需要的 62~73 s。此外,通过在多个图像中对手术部位的实时监测,减少了神经、血管损伤的概率,也明显提高了手术的准确性。Kahler 等的研究显示,在导航系统的辅助下,螺钉每钻入 100 mm 相差最多 7 mm。Mosheiff 等使用 45 枚螺钉固定骶髂关节、耻骨支和髋臼骨折,术后与真实图像比较发现,螺钉长度偏差小于 2 mm,角度偏差小于 5°。

髋臼骨折患者可伴有合并伤,这些合并伤常需要早期评估和尽早治疗。髋臼骨折的广泛切开复位内固定和术中反复多次改变患者的体位可能加重对患者的伤害,尤其是当患者伴有多器官功能衰竭风险时。使用 X 线透视导航技术治疗髋臼前柱或者后柱骨折时,术中患者体位一般不需要改变,这不仅可以节省手术时间,而且有利于其他合并伤同时得到处理,可使多项手术一次完成。此外,利用虚拟螺钉的延长线可更准确地确定皮肤切口,从而更有效地减少手术创伤,减少对患者的"二次打击"损伤。

髋臼周围有广泛的肌肉组织附着,血液循环丰富,伤后在短期内很容易形成骨痂。虽然一般认为髋臼骨折的手术时机在伤后 2 周之内为宜,但是当使用空心螺钉固定髋臼骨折时,手术宜在伤后 3~5 天内进行,这有利于早期闭合复位骨折。移位的髋臼骨折可通过闭合或小切口复位。牵拉下肢,旋转以及外展内收髋关节,通过韧带牵拉可以间接复位髋臼骨折。有时使用 Schanz 钉或外固定架辅助复位。对于无法闭合复位的骨折使用有限切开小切口复位骨折:可在腹股沟中点外侧或在髂前上棘处做一小切口,分离髂腰肌深面,插入特制复位钳复位骨折。只有在闭合复位或小切口复位方法获得骨折良好复位后,才可实施通道螺钉固定技术。对于复位失败的患者建议行切开复位内固定。

随着能够显示三维 X 线图像的 C 臂机的出现及其与导航系统的结合,从而诞生了三维 X 线透视导航系统。在三维 X 线透视导航系统中,当套筒在骨皮质表面滑动时,导航屏幕上会相应显示准备打入导针的轴位、冠状位、矢状位图像。通过导针特定方向的虚拟延长线可以了解将要打入的骨性通道,结合不同位置上导针可能打入的骨性通道,就可以更好地评估导针打入的整个骨性通道。然而,在实际临床病例应用中,这些优势受到一定程度的限制。与二维 X 线透视导航系统可以直观地观察到导针可能打入的整个骨性通道不同,三维 X 线透视导航系统呈现较小的扫描视野(显示区域为 12 cm×12 cm×12 cm),在这些扫描图像上,不容易识别图像上的骨性标志所代表的具体解剖部位以及其在 3 个层面(轴位、矢状位和冠状位)上的相互关系,这影响了手术医生对打入导针准确性的判断。Ochs 等发现使用三维 X 线透视导航系统指导螺钉打入时,10% 的后柱螺钉和 15% 的前柱螺钉会穿过骨皮质或进入关节内,并认为这与医生不熟悉三维导航图像有关。为此,术前设定一个标准的图像模板以及导针打入方向的模板,术中可依据导航屏幕上是否出现模板上的图像以及所要打入的导针方向是否与模板上导针打入的方向重合,从而确定导针真实的打入部位及进针方向,这样可以节省手术操作时间,同时提高导针打入的精确度。

近年来,CT 影像系统在手术室内的使用,使得术中利用 CT 图像的导航技术成为可能。术中 CT 影像系统(如 Zego 系统)和机器人导航系统进一步地结合,术中可以更好地规划通道螺钉在骨盆骨内的路径,调整螺钉的入钉点和入钉方向,避免多枚螺钉骨性通道潜在的冲突。此外,由于髋臼骨折线常为不规则形状,规划通道螺钉路径的能力使得术者可以垂直于骨折线打入导针和拧入螺钉,有利于骨折块适度加压固定。

使用导航系统应注意以下要点:①术者应熟悉导航系统的原理和操作,误差产生的原因和对策,并需要系统的培训;②髋臼骨折患者有时有明显的肠道积气,会严重影响术中采集的图像质量,因此术前需对患者进行肠道准备;③术前仔细考虑患者示踪器放置的位置以免C臂机采集图像时出现遮挡问题;④术中示踪器的安装要牢固,避免与其接触,操作要轻柔,要经常检查示踪器是否松动,一旦松动要重新安装,并重新获取图像建立新的导航状态;⑤臀部肌肉比较丰富,使用金属套筒可以避免肌肉牵拉对通道螺钉方向的影响,因此使用坚硬套筒的校准有利于导航手术操作,便于导针正确插入;⑥导航的导针宜保持足够的刚性,术中操作宜轻柔,避免导针弯曲而偏离正确的轨迹。

总之,对于无移位或移位后能够闭合复位或有限切开复位的髋臼骨折,导航下通道螺钉固定技术能够成为一种安全有效的骨折固定方法。

（高 洪 朱 奕）

病例8 陈旧性髋臼骨折

主诉

车祸伤致左髋活动障碍6个月。

病史摘要

患者,女性,29岁。于入院前6个月因车祸导致颅脑外伤、昏迷,被120送往外院急救。当时诊断:颅内出血、骨盆骨折,左侧髋臼骨折。急诊行开颅、血肿清除术。术后转康复医院继续治疗。骨盆和髋臼骨折未做特殊处理。伤后6个月,家属发现患者左下肢活动障碍,为求进一步诊治,转至我院。门诊以左髋臼陈旧骨折、骨盆骨折、颅脑损伤收入院。伤后曾经在该医院进行开颅减压手术。目前患者自诉无发热、咳嗽等不适,饮食正常,二便通畅。既往史无特殊。

入院查体

T 36.5℃,P 78次/分,R 20次/分,BP 120/75 mmHg。神志清楚,精神正常,对答基本切题。查体欠配合。头部手术后瘢痕,局部凹陷。左眼斜视。颈、胸、腹部检查未见特殊异常。

专科检查:仰卧位,骨盆右倾,双髋部外观肿胀不明显,左侧髋关节局部压痛,纵向叩击痛可疑,双侧髋关节呈0°伸直位,屈曲、外展以及旋转活动均重度受限,主动同被动(患者不能配合)。左侧足背动脉搏动正常,末梢感觉及血液循环良好。双下肢基本等长。

辅助检查

（1）实验室检查:无特殊。

（2）影像学检查：术前骨盆正位、出入口位以及闭孔斜位 X 线片提示左侧髋臼横行骨折，骨折部位较多骨痂生成；右侧耻坐骨支、左侧骶骨骨折（Denis Ⅱ 区），骨折部位均存在大量骨痂（图 8‐1）。

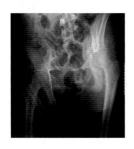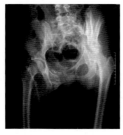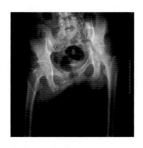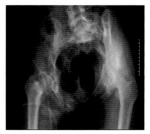

图 8‐1　术前 X 线检查

CT 检查：术前 3D‐CT 提示左侧髋臼横行骨折，骨折线经过髋臼顶部，断端存在分离，骨折部位较多骨痂生成；右侧耻坐骨支、左侧骶骨（Denis Ⅱ 区）前侧压缩骨折，骨折部位均存在大量骨痂（图 8‐2）。

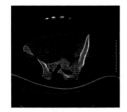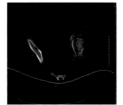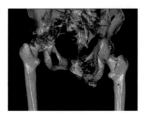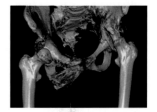

图 8‐2　术前 CT 检查

初步诊断

①左侧髋臼横行骨折（陈旧）；②骨盆骨折（骶骨左侧骨折，右侧耻坐骨支骨折）；③颅脑损伤术后。

治疗及转归

气管插管全身麻醉，患者取右侧漂浮体位，右侧肋骨部位垫海绵垫，髂骨翼下方垫漂浮垫，消毒区域上至胸骨剑突水平，腹部和背部消毒至皮肤和手术台交界处，左下肢消毒至踝关节，右下肢消毒至膝关节，最后消毒整个会阴部。左下肢大腿下三分之一以远无菌敷料包裹。首先取左侧改良 SP 入路（图 8‐3），切口起自髂前上棘内侧近端，经髂前下棘向前下方，止于腹股沟韧带中点的外下方，长约 6 cm。切开皮肤、皮下组织以及腹外斜肌腱膜，沿髂翼方向切开腹外斜肌腱膜、腹股沟韧带，显露并保护股外侧皮神经，向内侧牵开髂腰肌，显露髂前下棘和其内侧的

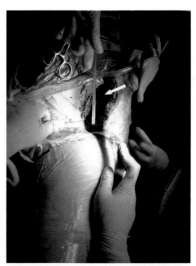

图 8‐3　前侧改良 SP 入路箭头标识为股外侧皮神经

髋臼前壁。清理此处的骨皮质表面以及骨折断端的骨痂，直至骨折断端和股骨头完全显露，向后下方沿骨折线尽可能清理骨痂。

患者取右侧俯卧位，选择 K-L 入路，逐层切开，钝性分离臀大肌纤维，于止点 10 mm 处缝扎并切断外旋短肌止点，将其拉向后侧，显露髋臼后壁和后柱，清理骨折断端及其周围的骨痂，逐步显露骨折断端，向内侧至四方区，前后联动，直至骨折断端活动。发现骨折为横行，远端向后内侧旋转移位。

经前侧切口首先复位前侧骨折，采用点状复位钳纠正内外侧骨块之间的分离，通过股骨头内外旋纠正内外侧骨块之间的台阶，直视下髋臼前壁和四方区前侧部分的骨折断端基本达到解剖复位，保留点状复位钳并采用经髂前下棘外侧至髋臼前壁的顺行克氏针临时固定前柱骨折。经后侧切口检查后侧骨折，采用点状复位钳纠正远端骨块的内旋和分离，助手协助牵引下肢。直视下髋臼后缘、髋臼后侧骨面、四方区骨折断端均得到解剖复位，经前侧切口检查前侧复位满意，后柱用一块 6 孔钢板和一块 8 孔钢板固定。前侧骨折采用 4.0 mm 空心钉并辅以 6 孔重建钢板固定。活动左侧髋关节，各方均自如，无明显弹响活动。C 臂机检查，确认前后位、髂翼斜位和闭孔斜位骨折复位满意，螺钉长度以及方向均得当。前后方切口分别放置负压引流管，关闭切口。术后 X 线片如图 8-4 所示。

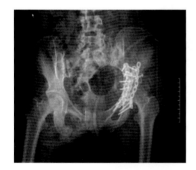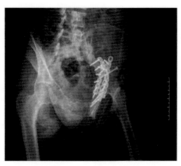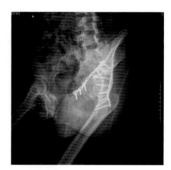
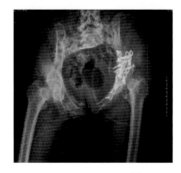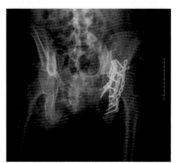

图 8-4　术后 X 线片

术后康复：术后患者无须牵引，切口疼痛减轻后，逐渐进行主动左髋关节前屈、后伸以及内外旋活动。术后 3 个月内每 6 周随访一次、3 个月后每 2 个月随访一次，术后半年后每 3 个月随访一次，术后 12 个月后每半年随访一次。随访内容包括切口以及骨折愈合情况、髋关节活动度。拍摄骨盆前后位、闭孔和髂翼斜位 X 线片，确认骨折愈合情况。采用 Matta 标准评价骨折复位效果，用改良的 Merle d'Aubigné 评分评价髋关节功能。

术后患者切口一期愈合，无切口感染以及医源性坐骨神经损伤症状发生。随访 19 个月,骨折愈合(图8-5);根据 Matta 标准评定为解剖复位,髋关节屈曲 120°,伸直 0°,外展 20°;依据改良的 Merle d'Aubigné 评分属于优秀(图8-6)。术后 3 年未发生股骨头坏死和创伤性关节炎,髋臼周围有异位骨化形成。

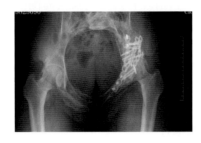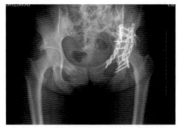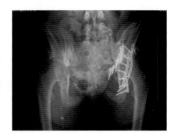

图8-5 术后 19 个月 X 线片

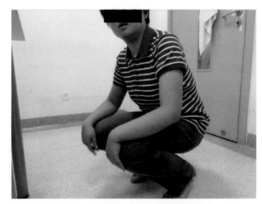

图8-6 术后 19 个月髋关节功能展示

讨论及评述

  髋臼骨折是髋部常见的损伤,可分为单纯和复杂两大类型,前者包括后壁骨折、前壁骨折、后柱骨折、前柱骨折和横行骨折 5 种;后者又可分为后柱+后壁、前侧伴后半横行、横行+后壁、T 型和完全双柱骨折(图8-7)。本病例患者左侧髋臼骨折为横行骨折,骨折断端存在分离,髋关节头臼匹配丧失,有手术指征。但由于颅内出血等并发损伤的原因,导致骨折未能在早期得到有效处理,拖延达半年之久。目前前、后柱的骨折线周围均存在大量骨痂,手术难度增加,复位比较困难,很难达到解剖复位;清理骨痂的过程中预计的出血量也会比较大。但患者年龄比较小,骨折相对简单,目前一般情况稳定,术前充分准备,也有复位成功的可能性。至于右侧骶骨和耻骨支骨折考虑骨折已经愈合,且双下肢长度差异不明显,可以选择不处理。手术的目的和手术风险需要和家属积极沟通,取得充分理解。

  髋臼骨折是髋部最常见的损伤类型之一,发生率为 3/10 万。在>60 岁的老年患者中,最常见的损伤机制是跌倒;而在年轻患者中,大多继发于道路交通事故,损伤程度比较重,往往合并其他部位骨折和脏器损伤,使得此类骨折早期不能得到恰当的治疗。本例年轻患者的损伤源于交通事故,髋臼骨折的同时伴有骨盆骨折和颅脑损伤,伤后在外院进行颅内血肿清除等一系列挽救生命的治疗措施,而骨折未能得到及时有效的处理。

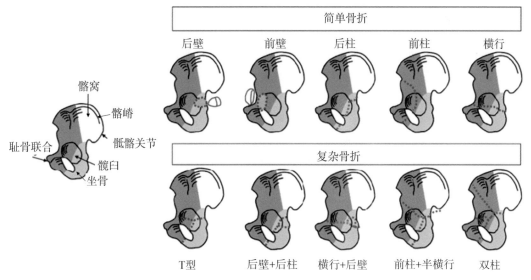

图 8-7 半骨盆中单纯和复杂的髋臼骨折

红色虚线和红色区域分别表示骨折线和移位骨块(引自参考文献[1])。

绝大多数髋臼骨折需要手术治疗。解剖复位关节面、实现头臼的初始匹配、坚强固定是治疗的"金标准"。对于新鲜横行髋臼骨折来说,目前手术入路的选择存在争议,多数人主张单一入路复位固定,也有人建议前后入路复位。而对于陈旧骨折目前尚未见到相关的推荐文献。

髋臼手术的最佳时机在伤后 5～7 天。超过 3 周属于陈旧骨折,手术效果相对比较差。尽管如此,仍有一部分患者因为各种原因不能得到早期治疗,除了损伤本身的原因外,还存在不同级别医院的转诊系统存在缺陷、医生决策延误、训练有素的骨盆外科医生数量不足、开放性损伤和经济限制等问题。因此,有人称这种骨折为"被忽视的髋臼骨折"。本例患者受伤后半年才接受髋臼骨折的手术,手术难度和术后功能恢复均是一个挑战。

在这类病例中,切开复位内固定可能不是一个理想的解决方案,因为髋臼边缘骨折的压力易于造成股骨头损伤、缺血性坏死,骨痂形成导致骨折复位不充分。大多数此类骨折现在都采用全髋关节置换术治疗,而且疗效比常规髋关节置换术后要差得多。本例患者髋臼骨折后已经 6 个月,如果行全髋关键置换手术,预计将来会面临人工关节寿命到期需要手术翻修的极大可能,故综合考虑患者实际情况和骨折类型后,予以行切开复位内固定手术。

在手术入路的选择上,我们采用前侧改良 SP 入路和后侧 KL 入路,通过此入路,充分显露骨折部位,包括前侧的髋臼边缘、前壁、四方区以及后侧髋臼缘、髋臼后侧骨面和后柱,彻底清除骨折断端以及周围的骨痂,使得骨折断端完全游离,在此基础上进行骨折复位;通过前后入路确保前壁、四方区以及后壁的骨折均得到解剖复位;后柱采用双重建钢板固定,前柱采用空心拉力螺钉进行骨折断端加压固定并辅助重建钢板固定。术后患者切口和骨折均一期愈合。随访 19 个月,左侧髋关节屈伸活动满意,未见到股骨头坏死征象。详细的术前检查、评估,制定恰当的复位和固定策略,术中彻底清理骨痂、解剖复位骨折以及坚强固定,是该患者术后获得满意效果的关键。

据报道,在采用后路手术入路治疗的病例中,异位骨化的发生率高达80%。在某些情况下,异位骨的形成可能具有临床症状,需要额外的手术来恢复髋关节活动范围。有报道放射治疗可降低后路或扩展入路术后异位骨化的发生率。虽然本例患者术后有异位骨化形成,但是未产生明显的临床症状,故未予处理。

参考文献

[1] FERRANTE H,SCHEMITSCH E H,ZDERO R,et al. Biomechanical analysis of fixation methods for acetabular fractures:A review [J]. Med Eng Phys,2021,89:51-62.

（沈龙祥　安智全）

第四章

髋部相关病例

病例9 青壮年不稳定型股骨颈骨折

主诉

外伤后左髋关节疼痛、活动受限6小时。

病史摘要

患者,男性,50岁,公务员。患者于6小时前因车祸致左髋关节疼痛、活动受限,伤初无昏迷及恶心、呕吐等不适,遂至我院就诊。入院查体:左髋肿胀、外旋畸形、压痛,局部皮肤无明显挫伤、无开放性伤口,局部可及反常活动及骨摩擦感;远端活动感觉正常,末梢血运良好。左髋叩击痛明显,活动受限。我院CT、X线检查示:左股骨颈骨折。现为进一步诊治收入我科。患者否认高血压、糖尿病史,否认肝炎、结核等传染病史。

入院查体

T 36.5℃, P 72次/分, R 18次/分, BP 125/70 mmHg。神清,气平,精神可,对答切题。

专科检查:左髋肿胀、外旋畸形、压痛,局部皮肤无明显挫伤、无开放性伤口,局部可及反常活动及骨摩擦感;远端活动感觉正常,末梢血运良好。左髋叩击痛明显,活动受限。

辅助检查

(1) 实验室检查:正常。

(2) 其他辅助检查:X线摄片、CT示左股骨颈骨折(图9-1、图9-2)。

初步诊断

左股骨颈骨折(Garden Ⅳ型、Pauwels Ⅲ型)。

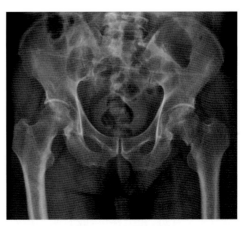

图9-1 术前X线片

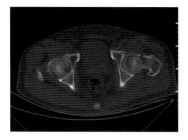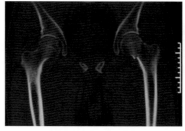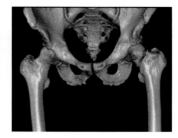

图 9-2 术前 CT 影像

> **治疗及转归**

针对本例 Pauwels Ⅲ 型股骨颈骨折,我们采用偏轴螺钉技术加以固定(图 9-3)。术后嘱咐患者在 6 周、3 个月、6 个月、1 年,以及以后每年来医院复查正、侧位 X 线片(图 9-4)。此患者于术后 3 月随访时骨折已经愈合。在术后 3 年随访时,髋关节前屈、后伸、内收、外展、内外旋活动均达到骨折前水平,并且无股骨头坏死的体征或影像学改变。

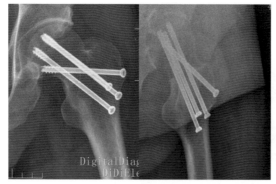

图 9-3 术后 1 天正、侧位 X 线片

骨折对位对线良好,内固定在位。

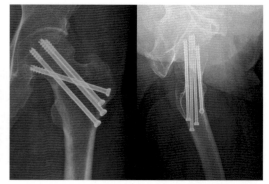

图 9-4 术后 3 年正、侧位 X 线片

骨折愈合,内固定在位,未见明显股骨头坏死,Harris 评分 94 分。

> **最后诊断**

左股骨颈骨折(Garden Ⅳ 型、Pauwels Ⅲ 型)。

> **讨论及评述**

1. 股骨颈骨折分型

(1) Garden 分型:Garden 于 1961 年根据骨折移位程度提出了 Garden 分型(图 9-5)。一直以来,此分型都是临床应用最广泛的分型体系[1]。Garden 分型是基于正位片,具体包括 4 种亚型:Ⅰ 型为外展嵌插型不完全骨折,上方皮质中断而下方完整;Ⅱ 型为完全骨折,上、下方皮质完全中断;Ⅲ 型为完全骨折、部分移位,股骨头与股骨颈内骨小梁存在成角;Ⅳ 型为完全骨折、完全移位,股骨头与股骨颈内骨小梁平行排列。由于临床上判断骨折具体属于哪一种亚型具有较差的观察者间一致性(ICC = 0.03~0.56),因此在实际应用时骨科医生往往将其简化为非移位型(Garden Ⅰ型和Ⅱ型)、移位型(Garden Ⅲ型和Ⅳ型)两种类型。此时,Garden分型具有较高的观察者间一致性,其Kappa值为0.67~0.77[2]。移位型骨折多由高能量暴力所致,往往伴随着更严重的血管损伤[3],因此采用内固定治疗此类骨折,存在更高的骨不连以及股骨头坏死的风险[4]。因此,对于老年人(>60岁)的移位型股骨颈骨折,目前推荐采用关节置换[5]。然而由于青壮年股骨颈骨折仍首选内固定治疗,而Garden分型对内固定选择的指导意义有限。

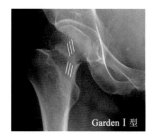 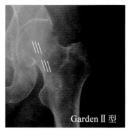 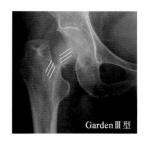 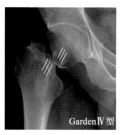

图9-5 Garden分型

(2)Pauwels分型:Pauwels分型最初于1935年被提出(图9-6)。此分型中Pauwels角是指骨折线与正位片水平线的夹角。其中,Ⅰ型骨折的Pauwels角<30°,Ⅱ型骨折的Pauwels角为30°~50°,Ⅲ型骨折的Pauwels角>50°。通常认为,Pauwels Ⅲ型骨折为不稳定型骨折,断端以剪切力为主,具有更高的复位丢失、骨不连、股骨头坏死率[6],需要采用更坚强的内固定方式抵抗剪切力。因此对于青壮年骨折选择合理的内固定具有重要意义。

由于骨折发生后患肢常常处于严重外旋、外展位,因此传统Pauwels角测量存在严重的偏差,其组间一致性仅为0.31。2013年Wang[6]等人提出改良Pauwels角的概念,将股骨干轴线的垂线重新定义为水平线;此种测量方式在一定程度上避免了患者体位对测量结果的影响,提高了评价的准确性。

此患者为Pauwels Ⅲ型骨折,因此需要选择更坚强的内固定方案来消除骨折断端的残余应力。

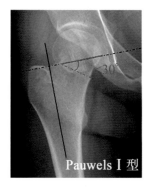 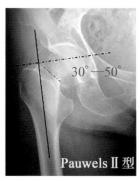 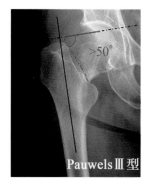

图9-6 Pauwels分型

(3)AO/OTA分型:最新的股骨近端骨折AO分型(图9-7)于2018年被提出。此分型按解剖部位分为31B1(头下型)、31B2(经颈型)和31B3(基底型)3个亚型。B1型骨折按骨折移位程度又可细分为31B1.1(外展嵌插型)、31B1.2(非移位型)、31B1.3(移位型)。B2型骨折按粉碎程度分为31B2.1(简单型)、31B2.2(多节段型)、31B2.3(剪切型)。其中,B2型骨折根据Pauwels角度又可细分为p($>30°$)、q($30°\sim70°$)、r($>70°$)3种类型。由于股骨颈AO分型相对复杂,且临床研究较少,因此实际应用并不广泛。

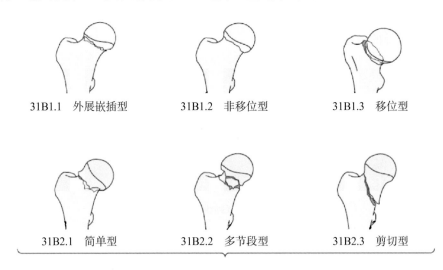

31B1.1 外展嵌插型   31B1.2 非移位型   31B1.3 移位型

31B2.1 简单型   31B2.2 多节段型   31B2.3 剪切型

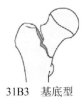

31B3 基底型

图9-7 AO/OTA分型

2. 股骨颈骨折的治疗

根据国际指南推荐,青壮年(20~60岁)股骨颈骨折首选保髋内固定手术治疗。术中复位方式包括闭合复位和切开复位两种。前者具有微创、手术时间短、可以避免血管损伤风险的优点;而后者可以达到更精确的解剖复位,以及可以行关节囊切开,从而降低囊内压。目前循证医学证据[7]显示,两种复位方式在骨不连、股骨头坏死方面并没有显著差异。因此,我们从微创角度出发,对此患者先采用闭合复位,如术中透视显示复位质量不佳,则再考虑切开复位。

闭合复位分为手法复位和经皮穿针复位。手法复位包括Leadbetter法、Flynn法和Whitman法。首先,在复位过程中,应尽量轻柔操作,避免骨折再次粉碎以及加重周围血供破坏。其次,患者屈髋90°会显著增加关节囊内压力,存在影响股骨头血供的风险,因此在移位型骨折中应尽量避免。如果手法复位2~3次仍无法达到复位标准,则提示骨折断端存在嵌插或分离移位,可以考虑进行经皮穿针复位[8]。术中复位质量的评价通常采用Garden复位指数。Garden复位指数于1974年被提出。具体标准[9]如下:正位片测量主压力骨小梁与内侧股骨干夹角,侧位片测量股骨头、颈中心线的夹角,任何一个角度小于155°或大于180°都可被认为是复位质量较差(临界可接受和不可接受)。临床研究[4]显示,复位质量较差的患者存在更高的骨不连和复位丢失风险。此患者采用闭合复位没有达到解剖复位,随后采用斯氏针撬拨复位达到满意的复位质量。

Pauwels Ⅲ型股骨颈骨折采用传统三枚钉固定不能有效地抵抗骨折断端的剪切应力,具有较高的骨不连率(9.3%)以及股骨头坏死率(14.3%)[4]。此外,不可控的滑动加压作用常常导致三枚钉固定后发生严重股骨颈短缩(发生率可达30%~32%)[10-12],从而降低外展肌的力臂,影响外展肌功能,显著降低患者功能恢复程度。另一种常用的内固定方式是滑动髋螺钉(dynamic hip screw,DHS)。虽然DHS具有更大的刚度以及具有角稳定的力学优势,但是其置入过程会造成更多的软组织损伤、更长的手术时间以及更多的术中出血量[13]。大量临床研究也显示,DHS术后的股骨头坏死率显著高于空心钉固定[14,15]。近些年来,偏轴螺钉技术逐步得到了广泛的临床应用,据统计有28.0%的医生倾向于选择此种内固定方式[16]。我们以往的力学研究也证实,偏轴螺钉技术可以更好地抵抗骨折断端的剪切应力,降低骨块间相对位移,有效防止术中的"滑坡效应"以及骨折的再移位[17]。此外,偏轴螺钉具有交锁构型,因此可以显著降低股骨颈短缩风险,提高患者的术后功能评分[18]。

3. 术后功能康复

髋关节是人体的主要负重关节,且本患者为Pauwels Ⅲ型股骨颈骨折,骨折断端剪切力较大,因此术后3个月内禁止负重,严格卧床。3个月后随访正、侧位X线片显示骨折线消失、骨折完全愈合,并确认患者具有足够的力量和平衡性后,方可逐步进行负重锻炼。初始可以采用脚尖负重锻炼,随后逐步采用助行器、拐杖、手杖进行过渡。在随访过程中[19],如果存在持续的腹股沟和转子区疼痛并随时间没有缓解的话,则需进行X线或者MRI检查排除股骨头坏死。如患者无疼痛,而影像学随访24个月后无明显股骨头改变,则股骨头坏死风险相对较低。

(贾伟涛)

参考文献

[1] KAZLEY J M,BANERJEE S,ABOUSAYED M M,et al. Classifications in brief:Garden classification of femoral neck fractures [J]. Clin Orthop Relat Res,2018,476(2):441-445.

[2] THOMSEN N O,JENSEN C M,SKOVGAARD N,et al. Observer variation in the radiographic classification of fractures of the neck of the femur using Garden's system [J]. Int Orthop,1996,20(5):326-329.

[3] ZHAO D,QIU X,WANG B,et al. Epiphyseal arterial network and inferior retinacular artery seem critical to femoral head perfusion in adults with femoral neck fractures [J]. Clin Orthop Relat Res,2017,475(8):2011-2023.

[4] SLOBOGEAN G P,SPRAGUE S A,SCOTT T,et al. Complications following young femoral neck fractures [J]. Injury,2015,46(3):484-491.

[5] BHANDARI M,SWIONTKOWSKI M. Management of acute hip fracture [J]. N Engl J Med,2017,377(21):2053-2062.

[6] WANG S H,YANG J J,SHEN H C,et al. Using a modified Pauwels method to predict the outcome of femoral neck fracture in relatively young patients [J]. Injury,2015,46(10):1969-1974.

[7] GHAYOUMI P,KANDEMIR U,MORSHED S. Evidence based update:open versus closed reduction [J]. Injury,2015,46(3):467-473.

［8］ SU Y，CHEN W，ZHANG Q，et al. An irreducible variant of femoral neck fracture：a minimally traumatic reduction technique ［J］. Injury，2011,42(2)：140-145.

［9］ KARANICOLAS P J，BHANDARI M，WALTER S D，et al. Interobserver reliability of classification systems to rate the quality of femoral neck fracture reduction ［J］. J Orthop Trauma，2009,23(6)：408-412.

［10］ ZLOWODZKI M，BRINK O，SWITZER J，et al. The effect of shortening and varus collapse of the femoral neck on function after fixation of intracapsular fracture of the hip：a multi-centre cohort study ［J］. J Bone Joint Surg Br，2008,90(11)：1487-1494.

［11］ STOCKTON D J，LEFAIVRE K A，DEAKIN D E，et al. Incidence，magnitude，and predictors of shortening in young femoral neck fractures ［J］. J Orthop Trauma，2015,29(9)：e293.

［12］ FELTON J，SLOBOGEAN G P，JACKSON S S，et al. Femoral neck shortening after hip fracture fixation is associated with inferior hip function：results from the FAITH trial ［J］. J Orthop Trauma，2019,33(10)：487-496.

［13］ ZHANG Y L，CHEN S，AI Z S，et al. Osteonecrosis of the femoral head，nonunion and potential risk factors in Pauwels grade-3 femoral neck fractures：A retrospective cohort study ［J］. Medicine (Baltimore)，2016,95(24)：e3706.

［14］ Fixation using Alternative Implants for the Treatment of Hip fractures (FAITH) Investigators. Fracture fixation in the operative management of hip fractures (FAITH)：an international，multicentre，randomised controlled trial ［J］. Lancet，2017,389(10078)：1519-1527.

［15］ LI L，ZHAO X，YANG X，et al. Dynamic hip screws versus cannulated screws for femoral neck fractures：a systematic review and meta-analysis ［J］. J Orthop Surg Res，2020,15(1)：352.

［16］ LUTTRELL K，BELTRAN M，COLLINGE C A. Preoperative decision making in the treatment of high-angle "vertical" femoral neck fractures in young adult patients：an expert opinion survey of the orthopaedic trauma association's (OTA) membership ［J］. J Orthop Trauma，2014,28(9)：e221-e225.

［17］ JIANG D，ZHAN S，WANG L，et al. Biomechanical comparison of five cannulated screw fixation strategies for young vertical femoral neck fractures ［J］. J Orthop Res，2021,39(8)：1669-1680.

［18］ DONG Q，HAN Z，ZHANG Y G，et al. Comparison of transverse cancellous lag screw and ordinary cannulated screw fixations in treatment of vertical femoral neck fractures ［J］. Orthopaedic surgery，2019,11(4)：595-603.

［19］ LY T V，SWIONTKOWSKI M F. Treatment of femoral neck fractures in young adults ［J］. J Bone Joint Surg Am，2008,90(10)：2254-2566.

病例10 伴有严重髋臼骨缺损的全髋关节翻修术

主诉

双髋关节置换术后13年伴双髋关节疼痛不适2年。

病史摘要

患者，男性，35岁。因"双髋关节疼痛"于2000年在外院行双侧全髋关节置换术。术后恢复良好,双侧髋关节功能活动可。患者 2 年前逐渐出现双侧髋关节疼痛不适,间歇性发病,活动行走后疼痛不适感加重,休息后稍好转。近日来,双髋关节疼痛不适感逐渐加重,我院 X 线片检查提示:双侧髋关节假体松动。CT 检查提示:双侧髋关节置换术后改变,双侧髋关节假体松动,双侧髋臼骨缺损。经保守治疗无效后,为进一步诊治来我院门诊,收治入院。患者自发病来,痛苦表情,无发热、咳嗽等,二便正常,生命体征平稳。

入院查体

T 36.8℃,P 72 次/分,R 20 次/分,BP 120/75 mmHg。神清,气平,精神可,对答切题。

专科检查:双侧髋关节后外侧见 15 cm 长手术瘢痕,愈合良好,无明显红、肿、热、痛,局部皮肤无窦道及分泌物。双侧髋关节活动度一般,屈髋受限,"4"字试验(+)。双侧髋关节 Harris 评分:左髋 40 分,右髋 45 分。

辅助检查

(1)实验室检查:正常。

(2)影像学检查如图 10－1 所示。

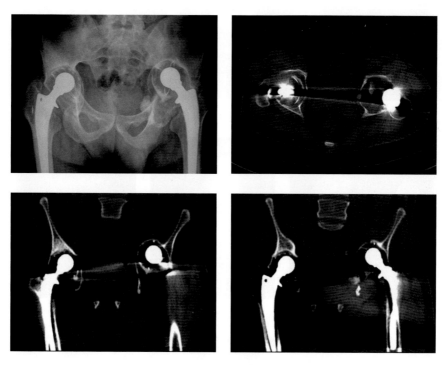

图 10－1　术前影像学检查

骨盆 X 线片和髋关节 CT 显示双髋关节置换术后髋臼假体松动,假体向髋臼内上方移位,髋臼大量溶骨,呈 Paprosky Ⅲb 型骨缺损。

初步诊断

双侧髋关节假体松动。

治疗及转归

本例患者双侧髋关节置换术后 13 年,假体松动伴严重的髋臼骨缺损,双侧髋臼骨缺损 Paprosky 分型均为Ⅲb 型。患者于 2013 年 7 月于我院行左全髋关节翻修术(图 10-2),于 2014 年 5 月行右全髋关节置换术。双侧髋关节翻修手术的治疗方案均采用的是金属网固定联合打压植骨技术和骨水泥髋臼技术。我们首先使用金属网将节段性骨缺损转化为容积性缺损,然后通过异体骨打压植骨恢复填充髋臼骨缺损。在打压植骨的过程中,随着髋臼内侧和上方不断填入颗粒骨,使原来上移、内陷的髋臼旋转中心逐渐向下、向外移动至正常旋转中心水平。最后置入骨水泥髋臼,调整髋臼杯位置至外展 40°~45°、前倾 20°,直至骨水泥固化。

患者手术以后不同阶段随访 X 线片(图 10-2~图 10-4)显示原来髋臼骨缺损的区域经打压植骨重建后骨量恢复,重建的髋臼假体位置良好,假体稳定无移位。由图 10-5 可见患者术后双髋功能良好,完全恢复至正常的日常生活状态。

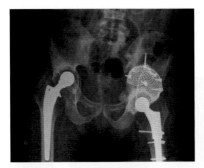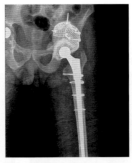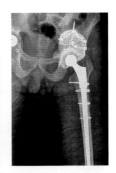

图 10-2 左髋术后 1 天 X 线片复查结果

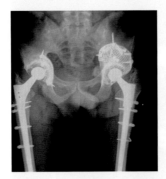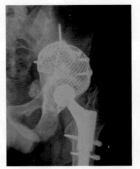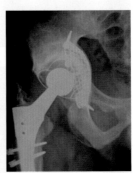

图 10-3 左髋术后 3 年及右髋术后 2 年 X 线片复查结果

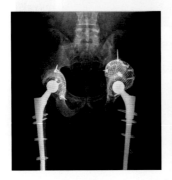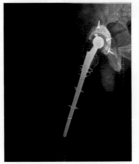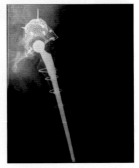

图 10-4 左髋术后 8 年及右髋术后 7 年 X 线片复查结果

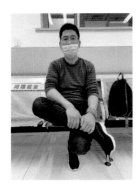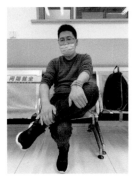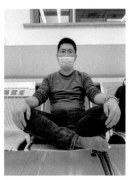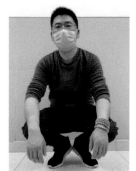

图 10-5 术后 8 年双髋关节屈髋、下蹲等功能展示

最后诊断

双侧髋关节假体松动。

讨论及评述

1. 髋臼骨缺损严重程度分型

目前文献中评价髋臼骨缺损严重程度的分型有很多，而临床上应用最为广泛的是 Paprosky 分型（表 10-1、图 10-6）和美国骨科医师学会（American Academy of Orthopaedic Surgeons，AAOS）分型。其中，Paprosky 分型是 Paprosky 于 1994 年提出，主要依靠术前 X 线片等影像，根据髋臼假体移位量和髋臼支撑结构（前后柱、髋臼上缘和内侧壁等）的状态对骨缺损进行评估分类。Ⅰ型是指极少量骨量丢失，髋臼承重结构及前后柱完整，髋关节旋转中心无上移。Ⅱ型是指中等骨量丢失，髋臼上缘及内侧壁骨量丢失，而前后柱完整，旋转中心移位小于 2 cm，髋臼缘不完整但仍能支撑髋臼杯半球结构。其中Ⅱ型又可具体细分为Ⅱa 型、Ⅱb 型和Ⅱc 型。Ⅱa 型是指上内侧缺损，髋臼顶部结构完整；Ⅱb 型是指旋转中心出现上移及内移，髋臼上缘有缺损；Ⅱc 型是指旋转中心内移，髋臼内侧壁缺损。Ⅲ型是指髋臼侧存在严重的骨缺损，同时累及髋臼周围所有承重结构，并且旋转中心移位大于 2 cm。Ⅲ型又可以分为Ⅲa 型和Ⅲb 型，其中Ⅲa 型是指髋臼侧存在中、重度骨缺损，累及整个髋臼缘及髋臼后柱，旋转中心向侧上方移位，假体 30%～60% 的支撑需要植骨提供；Ⅲb 型是指髋臼侧存在重度骨缺损，累及整个髋臼缘及前后柱，旋转中心向内上移位，假体 60% 以上的支撑需要植骨提供。Paprosky 分型对全髋关节翻修髋臼骨缺损的评估和手术治疗策略的选择有着重要的帮助。

表 10-1 Paprosky 分型

分型	描述
Ⅰ型	髋臼缘无骨缺损或假体移位
Ⅱ型	髋臼缘有缺损，但起支撑作用的髋臼柱完整，假体向上内侧或上外侧移位小于 2 cm a. 上内侧缺损 b. 上外侧缺损（臼顶缺损） c. 仅内侧缺损

（续表）

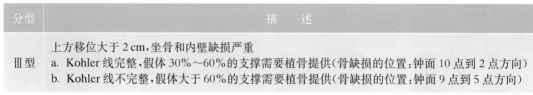

分型	描述
Ⅲ型	上方移位大于 2 cm，坐骨和内壁缺损严重 a. Kohler 线完整，假体 30%～60% 的支撑需要植骨提供（骨缺损的位置：钟面 10 点到 2 点方向） b. Kohler 线不完整，假体大于 60% 的支撑需要植骨提供（骨缺损的位置：钟面 9 点到 5 点方向）

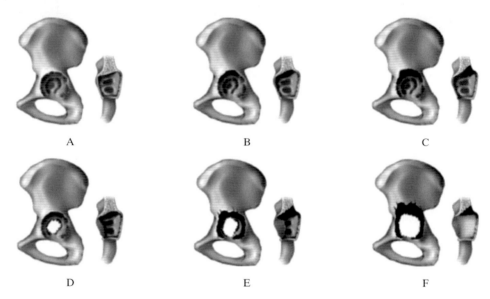

图 10-6　Paprosky 分型示意图

2. 髋臼骨缺损的治疗

髋臼骨缺损的处理是全髋关节翻修术中最重要的环节之一，髋臼骨缺损重建的好坏将直接影响全髋关节翻修的中长期成功率。对于 Paprosky Ⅰ型和Ⅱa 型，由于并无较大的髋臼骨缺损，故处理相对简单，对原髋臼进行扩大磨挫，若无明显的骨缺损，可直接压配安装较大直径的非骨水泥型髋臼杯；若磨挫后仍存在较明显的骨缺损，则可先行颗粒骨植骨术或结构性植骨术等，再行压配安装较大直径的非骨水泥型髋臼杯。而对于 Paprosky Ⅱb 型以上髋臼骨缺损的患者，其治疗方案则各不相同，尤其是对于 Paprosky Ⅲ型，髋臼骨缺损表现为非包容性骨缺损，并伴有骨盆不连续，在植骨的同时，常需要辅以髋臼加强结构，如加强环（ring）、结构重建罩（cage）和金属网（mesh）固定等，将非包容性骨缺损转化为包容性骨缺损，这样可使假体获得良好的初始稳定性及中远期生存率。

金属网结合异体骨打压植骨是重建髋臼骨缺损的有效方法之一。由于假体直接固定于重建后的髋臼骨床，生理负荷能够直接传递到骨床，因此能够促进异体骨的整合和转化，从而有效地提升患者的假体稳定性和生存率。此外，我们的长期随访显示，对于伴有严重髋臼骨缺损的全髋关节翻修患者，如果能够在术中重建髋臼侧的支撑结构，并尽可能地恢复髋臼旋转中心的位置，避免髋臼旋转中心的外移或上移，那么这些髋关节翻修患者的长期随访结果是令人满意的。

3. 术后功能康复

全髋关节翻修患者的术后康复计划应根据髋臼侧和股骨侧的稳定性而予以个性化制

订。一般情况下,患者术后早期即可在床上做主动及被动的下肢训练,如踝泵运动、屈膝屈髋、股四头肌肌力锻炼等运动,这些功能锻炼同初次全髋关节翻修患者无区别。若髋臼植骨牢固且假体稳定,则允许患者 2 周后挂拐下地,足尖负重,并逐渐增加患肢负荷,至术后 3 个月左右可尝试脱拐行走并完全负重。若节段性缺损严重者,应适当延长患者下地负重的时间,可至术后 6 周再挂拐下地,逐渐负重。

(王 琦)

参考文献

[1] TELLERIA JJ，GEE AO. Classifications in brief：Paprosky classification of acetabular bone loss [J]. Clin Orthop Relat Res，2013，471(11)：3725 - 3730.

[2] PAPROSKY WG，PERONA PG，LAWRENCE JM. Acetabular defect classification and surgical reconstruction in revision arthroplasty. A 6-year follow-up evaluation [J]. J Arthroplasty，1994，9(1)：33 - 44.

[3] D'ANTONIO JA. Periprosthetic bone loss of the acetabulum. Classification and management [J]. Orthop Clin North Am，1992，23(2)：279 - 290.

病例11 二期翻修治疗全髋关节置换术后假体周围感染

主诉

右髋关节置换术后 4 个月,右髋红肿、疼痛 2 个月,伤口流脓 2 周。

病史摘要

患者,男性,57 岁。4 个月前患者因右髋关节创伤性关节炎于当地医院行右侧全髋关节置换术,术后 2 个月开始,患者出现右髋关节红肿、疼痛。疼痛为持续性,活动后加重,中度跛行,伴有夜间静息性疼痛。2 周前右髋伤口开始流脓,外院予分泌物细菌培养提示"铜绿假单胞菌(绿脓杆菌)"感染。外院予抗生素治疗(具体不详),未见明显好转。为进一步诊治收入我院。患者自发病来无发热、咳嗽等,二便正常,生命体征平稳。

患者 3 年前因外伤导致右侧髋臼骨折,当地医院行手术内固定治疗,术后伤口愈合欠佳,已再次手术取除内固定物。有糖尿病史,未服用药物治疗。

入院查体

T 36.8℃,P 68 次/分,R 18 次/分,BP 135/85 mmHg。神清,气平,精神可,对答切题。

专科检查:右髋外侧可见陈旧性手术瘢痕,切口近端可见窦道形成伴黄色脓性分泌物;右髋活动受限,旋转右下肢可诱发右侧腹股沟部位明显疼痛。右下肢远端感觉、肌力正常。

辅助检查

(1) 实验室检查:红细胞沉降率(erythrocyte sedimentation rate，ESR)22 mm/h,血清

高敏 C-反应蛋白(C-reactive protein，CRP)7.87 mg/L。

（2）其他辅助检查：骨盆 X 线平片显示右全髋关节置换术后，髋臼假体位线欠佳，松动可能（图 11 - 1）。

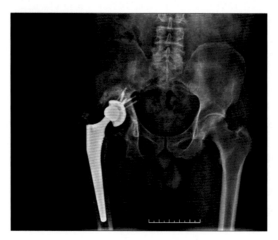

图 11 - 1　入院时骨盆正位 X 线片

可见髋臼假体位线欠佳，松动可能性大。

入院诊断

右髋关节置换术后假体周围感染。

治疗及转归

患者入院完善相关术前准备后，在全麻下行清创假体取出，利用骨水泥型全髋关节假体作为内骨架，每 40 g 骨水泥中加入 4 g 美罗培南粉剂，包裹于假体周围，塑形后制成间隔物，以上述含抗生素的骨水泥固定间隔物（图 11 - 2）。我们的随访结果显示，采用这种间隔物治疗髋关节慢性人工关节假体周围感染的感染复发率并不高于传统方法制作的间隔物（即采用斯氏针作为内骨骼制作的全骨水泥型间隔物）。相较于传统间隔物，本病例所采用的间隔物能够使患者在间隔期的髋关节功能和疼痛显著改善，同时能够显著降低间隔物断裂、脱位等间隔物相关的机械性并发症。

一期翻修术中关节液、取出假体超声震荡液及组织标本培养均提示铜绿假单胞菌感染。根据药敏实验结果，于间隔期经静脉使用美罗培南 2 周，之后改为左氧氟沙星口服 4 周，患者伤口愈合良好，复查 ESR 及 CRP 逐渐降至正常。一期术后半年，患者复查 ESR 及 CRP 正常后，再次入院，行二期手术，取出间隔物，植入新的髋关节假体（图 11 - 3）。再植入术后予静脉使用美罗培南 1 周，之后继续予口服左氧氟沙星 2 周。

本病例二期翻修术后伤口顺利愈合，术后积极康复锻炼，2 周开始扶拐下地，右下肢部分负重；术后 6 周开始完全负重。二期翻修术后静脉及口服使用抗生素共 3 周，监测 ESR 及 CRP，至术后 8 周左右逐渐降至正常。目前已随访至术后 2 年，髋关节功能良好，步态正常，无关节红肿、疼痛等感染复发表现。

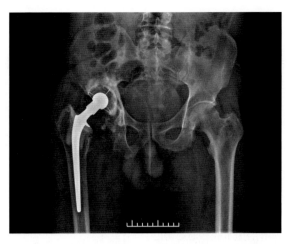

图 11‑2　一期清创假体取出、间隔物植入术后骨盆正位 X 线片

间隔物以骨水泥型全髋关节假体为基础，植入前，在假体表面预包裹含足量敏感抗生素的骨水泥，待其硬化后，以"非标准"的骨水泥固定技术将间隔物植入髋臼及股骨侧，以降低二期手术时取出间隔物的难度。

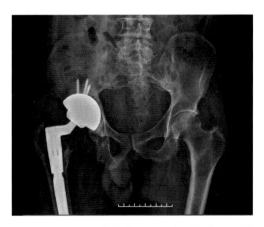

图 11‑3　二期翻修假体再植入术后骨盆 X 线片

最后诊断

右髋关节置换术后假体周围感染。

讨论及评述

1. 人工关节假体周围感染诊断依据

人工关节假体周围感染（prosthetic joint infection，PJI）是指发生在人工关节植入部位并累及人工关节假体及其邻近组织的感染。人工关节感染由微生物在关节部位侵入引起，通过微生物、植入材料和宿主之间复杂的相互作用，表现出一系列病理生理改变和临床症状。PJI的诊断依赖于对临床表现、血清及关节液化验结果、微生物培养、假体周围组织的组织学检查及术中表现进行综合评价。在临床诊疗中,很难根据一项单一的辅助检查指标来对人工关节感染做出明确的诊断。目前国际上临床应用最为广泛和接受度最高的 PJI 诊断标准,是 2011 年由美国肌骨感染协会(Musculoskeletal Infection Society, MSIS)制定并于 2013 年由第一届假体周围感染国际共识会议修订的假体周围感染诊断标准,具体标准见表 11-1 和表 11-2。符合主要标准中的任意 1 条或者次要标准中的 3 条及 3 条以上,即可以考虑诊断为 PJI。

表 11-1　美国肌骨感染协会(MSIS)假体周围感染诊断标准
(2013 年第一届国际共识会议修订)

分类	具体条目
主要标准	(1) 同一关节的 2 个及 2 个以上假体周围标本培养出同一种致病菌
	(2) 存在与关节腔相通的窦道
次要标准	(1) 血清 CRP 和 ESR 升高
	(2) 关节液白细胞计数升高或白细胞酯酶试验阳性(++)
	(3) 关节液中性粒细胞百分比升高
	(4) 假体周围组织病理学检查结果阳性
	(5) 单个标本细菌培养阳性

表 11-2　2013 ICM 修订的 MSIS 假体周围感染诊断标准中,次要诊断标准的诊断阈值

次要标准	急性 PJI(<90 天)	慢性 PJI(>90 天)
ESR(mm/h)	无助于诊断,无法确定阈值	30
CRP(mg/L)	100	10
关节液白细胞计数($\times 10^9$/L)	10	3
关节液中性粒细胞百分比(%)	90	80
白细胞酯酶	+ 或 ++	+ 或 ++
组织标本病理学检查	5 个高倍镜视野($\times 400$)中性粒细胞>5 个/HPF	同急性 PJI

本病例在右髋手术切口部位出现了伴有持续脓液渗出的窦道,且窦道分泌物培养明确为铜绿假单胞菌,符合主要诊断标准中的第 2 条,即"存在与关节腔相通的窦道",故假体周围感染诊断明确。患者髋关节红肿、疼痛的症状持续时间已经超过 2 个月,且从初次置换到就诊的时间也已经超过 3 个月,从 PJI 的急、慢性分型来说属于慢性 PJI。

2. 慢性 PJI 治疗概述

慢性 PJI 的治疗较为棘手。在慢性 PJI 中,由于细菌在假体表面形成生物膜,单纯用抗生素保守治疗无效,感染迁延不愈,逐渐造成假体松动、关节功能障碍。对于全身情况能够耐受手术治疗的患者,通过手术取出全部内植物并彻底清创是治疗慢性 PJI 的必要条件之一。

慢性髋关节 PJI 的手术治疗可以分为一期翻修手术和二期翻修手术。其中,一期翻修术是指在一次手术中取出原有感染假体,广泛清创并植入新假体,联合术后抗生素治疗假体周围感染的方案。一期翻修术主要适用于免疫功能正常，无全身脓毒血症，骨缺损较小，软组织条件较好，且单一病原菌及其药物敏感性已知的患者。文献报道，一期翻修术的成功率为75%～95%，相较于二期翻修术，其优势在于减少了手术次数，减轻了医疗负担。但是，对于局部骨及软组织情况不良，如骨缺损大、伤口不能闭合、窦道复杂难以切除、致病菌不明的PJI患者，不推荐使用一期翻修手术。

二期翻修术仍然是慢性PJI治疗中最为广泛接受的方案。其基本步骤包括：一期行假体取出（水泥型假体同时需完全取出骨水泥）、彻底清创。为了让患者在一期术后获得更好的活动度，减少功能受限，并且有利于二期翻修手术，一般在彻底清创后植入关节型间隔物（spacer）。根据术前培养获得的微生物和药敏信息，在制作间隔物的骨水泥中加入具有热稳定性的敏感抗生素。一期术中留取关节液及组织标本行细菌培养，并根据药敏在间隔期进行有针对性的足疗程抗生素治疗。待感染控制稳定后，二期行人工关节假体再次植入。

（王俏杰）

第五章

膝部相关病例

病例12 胫骨平台骨折——脱位型

主诉

外伤后左膝肿痛、活动障碍6小时。

病史摘要

患者,女性,47岁,高处坠落伤。患者6小时前从高处坠落,伤后左下肢活动受限,左膝关节肿胀、疼痛、畸形;伤后无胸闷、气急,无头痛、头晕,无腹痛、腹胀。外院X线片示:左胫骨平台骨折。外院予以石膏托固定后转至我院急诊求治。患者平素体健。

入院查体

T 36.6℃,P 80次/分,R 20次/分,BP 120/75 mmHg。神清气平,精神可,对答切题。

创伤骨科专科检查:左膝关节肿胀、压痛,无法活动;左下肢皮肤张力可,感觉与血运正常,可触及足背动脉搏动。

辅助检查

(1)实验室检查:术前三大常规检查、肝肾功能、电解质、凝血功能均处于正常范围内。

(2)其他辅助检查:外院X线片示左胫骨平台骨折(图12-1)。来我院后,完善CT检查(图12-2、图12-3),并在急诊室复位其脱位的左膝关节(图12-4)。

初步诊断

左胫骨平台骨折。

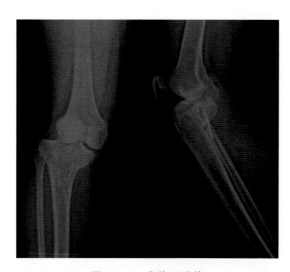

图12-1 术前X线片

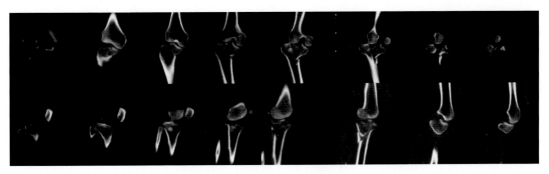

图 12-2　术前 CT 各切面图像

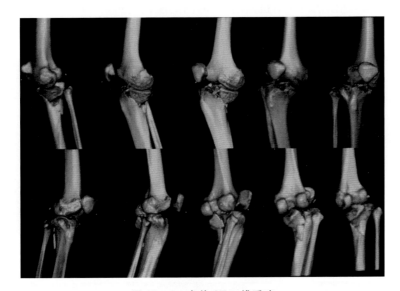

图 12-3　术前 CT 三维重建

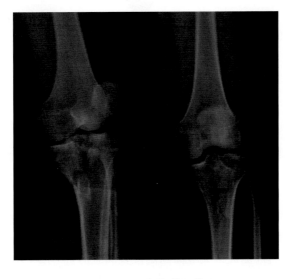

图 12-4　复位后 X 线

见脱位恢复。

治疗及转归

　　患者手术在伤后 12 天进行,采取漂浮体位。其他准备:全麻、置入尿管、预备消毒止血带、移除其跟骨牵引。抗生素应在划皮前 30 分钟静脉给药;为了使患肢达到有效抗菌浓度,止血带充气前应至少保证 5～10 分钟的抗生素输注。

　　后内侧倒"L"入路显露并处理后内侧骨块:在俯卧位,显露腓肠肌内侧头,钝性分离后向外牵拉,利用其保护腘窝内的神经血管束,同时显露膝关节后方的关节囊(图 12-5)。为避免损伤腘窝的血管神经束,所有由内而外的分离操作须在腘肌深层进行。胫骨干部位避免向外过度剥离,以免损伤胫前动脉分支。复位和固定从后内侧骨块开始,支撑钢板放置于后内侧骨折块的尖端,逆损伤机制对抗其向后、向内的脱位趋势(图 12-6)。透视位置满意后(图 12-7),安置其他螺钉。

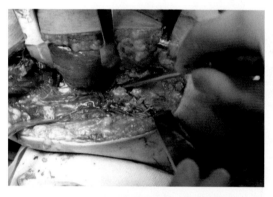

图 12-5　倒"L"入路下显露后内侧手术窗

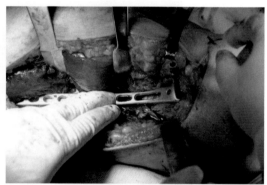

图 12-6　后内侧钢板复位固定

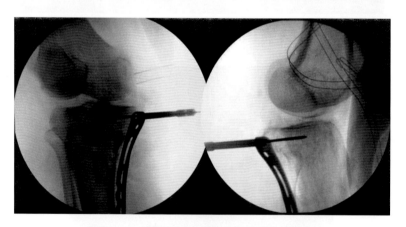

图 12-7　透视见后内侧复位及固定位置满意

　　显露并处理后外侧骨块:通过"骨折窗"翘拨复位后外侧塌陷的关节面骨块。用两枚 1.5 mm 的克氏针靠近后壁,由内而外固定后外侧关节面(图 12-8),而后通过长 3.5 mm 的螺钉固定(图 12-9)。后外侧关键关节面固定位置满意后(图 12-10),使用一块 3.5 mm 的斜 T 型桡骨远端钢板对后外侧壁复位和固定(图 12-11、图 12-12)。

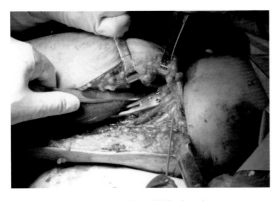

图 12-8 克氏针临时固定

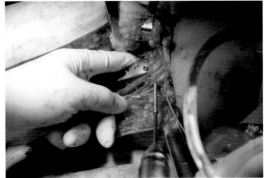

图 12-9 长螺钉由内而外固定后外偏中央关节面

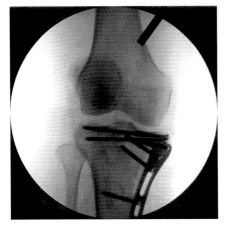

图 12-10 透视确认后外侧复位和螺钉位置

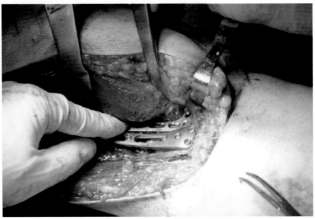

图 12-11 后外侧钢板固定

处理外侧柱:将患者转换为左侧卧位,屈曲膝关节,通过常规前外侧入路复位和固定外柱的骨折(图 12-13)。对于本例患者,主要是通过前外侧入路的前外侧钢板来加强固定中央塌陷的关节面(图 12-14)。透视检查关节面高度和内植物位置(图 12-15)。

关闭伤口:无菌绷带加压包扎下肢 15 分钟,而后依次生理盐水冲洗、电凝明显出血点、逐层闭合切口、放置负压引流、用弹力绷带加压包扎。

术后功能康复:该患者术后 1 年,骨折愈合良好(图 12-16),膝功能恢复正常(图 12-17)。

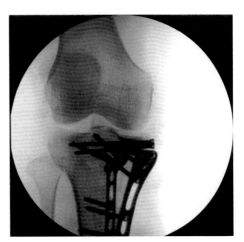

图 12-12 透视确认后外侧固定

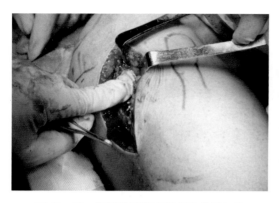

图 12 - 13　漂浮位下转至常规前外侧入路

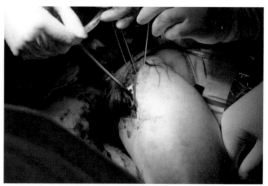

图 12 - 14　前外侧钢板固定

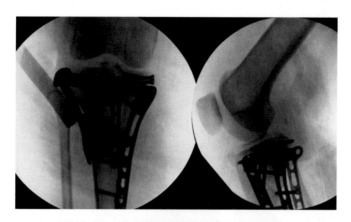

图 12 - 15　术中最终透视确认骨折复位及固定

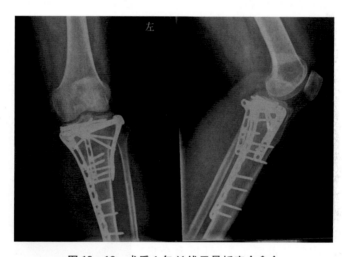

图 12 - 16　术后 1 年 X 线示骨折完全愈合

最后诊断

左胫骨平台骨折。

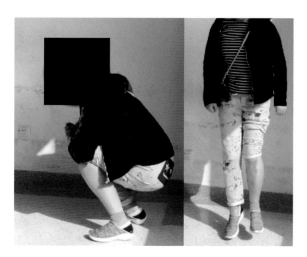

图 12‑17 术后 1 年下蹲及跳跃功能展示

1. 损伤特点

根据影像学检查结果,本例患者的骨折为 Schatzker Ⅴ 型,累及内侧柱和后侧柱,其中内侧股骨髁与内侧胫骨平台骨折并保持大体的解剖对位,共同向内脱位(骨折脱位),外侧平台关节面的塌陷主要位于偏中央处,外侧平台的骨皮质相对完好。根据形态学推测损伤机制,膝关节内翻并向后、向内脱位,在矢状面上,外侧关节面的塌陷偏后,后内侧骨块向后倒,可以认为在矢状面上更偏向屈曲暴力,所以综合来看,我们认为是屈曲内翻型的损伤。

2. 处理思路

内侧骨块显露的灵活性很高,仰卧位和漂浮体位倒"L"入路都可以实现,但是后外侧偏中央的关节面塌陷则需要通过后方的入路才能方便暴露和处理。因此,内侧骨块的脱位和外侧关节面骨块的显露与复位是本例患者骨折处理的关键点。

综合以上考虑,我们选择了漂浮体位下的后内侧倒"L"入路,该入路可以同时显露后内侧和后外侧胫骨平台;对以上两处损伤处理好以后,可以在漂浮体位下利用屈膝转换至前外侧入路,利用外侧 L 型钢板的近端排钉来固定中央塌陷的关节面。

（谢雪涛 罗从风）

病例13 胫骨平台骨折伴腘动脉损伤

外伤致下肢疼痛、出血、活动受限 2 小时。

> **病史摘要** >>>>

患者,男性,57岁,外伤后来我院就诊。患者右下肢活动障碍,右膝关节肿胀、疼痛、畸形,后方开放伤口伴出血,下肢远端麻木。伤后无胸闷、气急,无头痛、头晕,无腹痛、腹胀。X线片示:右胫骨平台骨折。既往史无特殊。

> **入院查体** >>>>

T 37.1℃,P 76次/分,R 20次/分,BP 125/75 mmHg。清醒,对答切题。

创伤骨科专科检查:右膝关节肿胀、压痛、活动受限,右膝关节后方开放伤口,活动性出血,无法触及足背动脉搏动。膝关节以远感觉减退。下肢皮肤张力可。

> **辅助检查** >>>>

(1)实验室检查:血常规与凝血功能均处于正常范围内。

(2)其他辅助检查:我院急诊予以X线检查(图13-1)示右胫骨平台骨折。

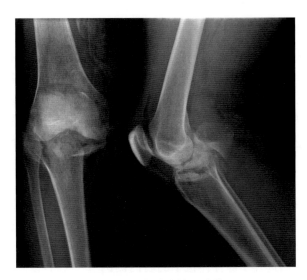

图 13-1 急诊拍摄 X 线片

> **初步诊断** >>>>

右胫骨平台骨折(开放性),右膝神经血管损伤可能大。

> **治疗及转归** >>>>

我们首先跨膝关节打入外固定支架(图13-2),而后清创和探查后方开放伤口中的血管神经,首先在浅表位置找到腓总神经(图13-3),确认其连续性,而后将其保护于外侧(图13-4)。术中发现胫骨平台后方有一突起骨块压迫腘血管,在将骨块复位后,检查腘窝处的血管神经结构(图13-5),探查见腘动脉完全断裂(图13-6),重建腘动脉后,利用几枚克氏针固定向后移位的骨块,防止其再次移位。

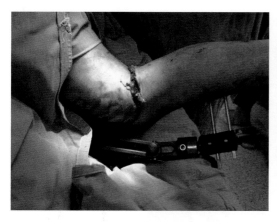

图 13-2 跨膝外固定支架固定

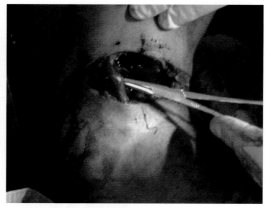

图 13-3 确认腓总神经的连续性

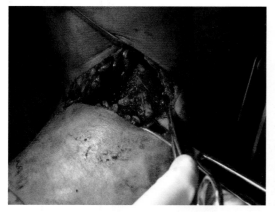

图 13-4 将腓总神经保护于外侧,处理后外侧的骨块

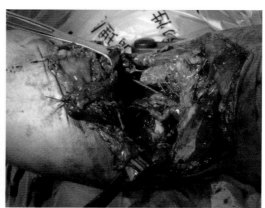

图 13-5 显露腘窝血管神经

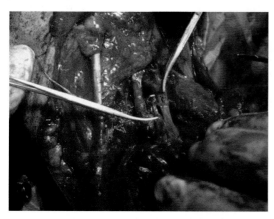

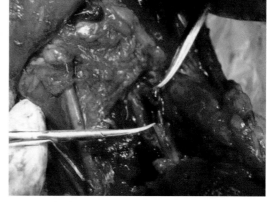

图 13-6 探查见腘动脉破裂

术后摄片见骨块已经得到固定(图 13-7、图 13-8),下肢长度在外固定的帮助下,有一定的恢复。术后下肢的血运完全恢复(图 13-9)。

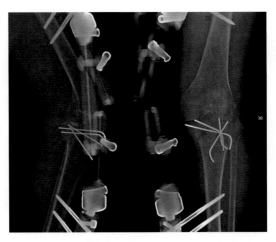

图 13-7　术后 X 线片：采用多枚克氏针固定各骨块，尤其要确保后方骨块得到固定

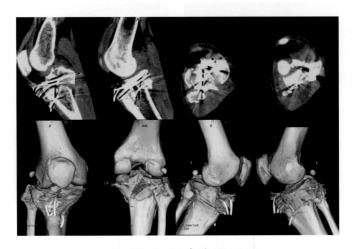

图 13-8　术后 CT

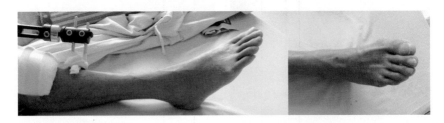

图 13-9　术后患肢血运

　　接下来应该如何对待这例骨折，是在肿胀消退后对其进行最终固定，还是接受当前的固定位置呢？应该说没有绝对的标准答案。对于这例患者，我们最终选择不再手术，一方面是因为当前的固定比较稳定，另外膝后方组织的剥离较多。本例患者的骨折同时累及 3 个柱，后柱的损伤非常严重，再次手术不可避免地会对后方结构造成牵拉和剥离，有再次损伤血管神经的风险。在与患者充分沟通利弊后，患者决定不再手术。1 个月后骨折位置尚可（图 13-10）。术后 3 个月，拆除外固定支架，开始指导患者膝关节功能康复锻炼。

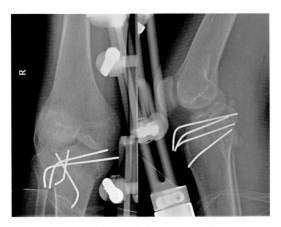

图 13 - 10　术后 1 个月 X 线片

最后诊断

右胫骨平台骨折(开放性),右膝神经血管损伤可能大。

讨论及评述

1. 损伤特点

本例患者的骨折累及内、外两侧平台,为 Schatzker Ⅵ型,同时造成内侧、外侧和后侧 3 个柱的骨折,是复杂的胫骨平台骨折类型。但当前骨折的评估和处理并不是主要问题,本例患者存在膝后血管神经损伤的可能大,必须要优先处理。值得注意的是,血管神经损伤可能与外伤直接相关,也可能与骨折块移位压迫血管神经有关。

2. 处理思路

急诊清创,并探查血管和神经,重建下肢血运,继而并使用外固定架维持肢体长度和力线。

(谢雪涛　罗从风)

病例14　右膝关节置换术后翻修

主诉

右膝关节置换术后疼痛 9 年,加重 1 个月余。

病史摘要

患者,女性,63 岁,退休人员。患者 2010 年 1 月因右膝骨关节炎于外院行右侧全膝关节置换术,术后 1 个月关节伸直功能受限,关节肿痛加重,考虑"右侧髌韧带断裂",行髌韧带修补术治疗(具体不详)。术后患者右膝关节反复红肿、疼痛,活动受限,严重时于当地医院予抗炎、止痛、消肿等对症治疗,仍无明显好转。2016年3月1日于当地医院复查右膝正侧位X线片:右膝关节置换术后,金属假体位置良好,人工膝关节在位,见钢丝部分断裂。2017年5月4日于我院骨科门诊复查膝关节CT:①右膝关节置换术后,右侧髌骨骨折后;②左膝骨性关节炎、关节腔积液伴散在游离体及滑膜软骨瘤形成。近1个月余前,患者感右膝关节疼痛较前明显加重,原手术切口出现破溃,有黄色渗出液(图14-1A),X线片显示右膝关节置换术后(图14-1B、C),考虑切口感染复发,遂前来我院就诊。病程中患者偶感左膝关节疼痛,无明显肿胀,可活动。近期患者有尿急、尿频,无尿痛,无发热、咳嗽,无腹痛、腹泻等。现为进一步诊治来我科就诊,以"右膝关节置换术后感染"收入我院感染科。

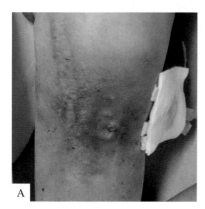 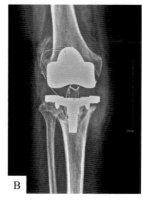 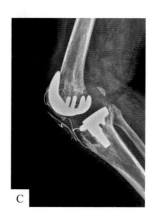

图14-1 患者入院前检查

患者平素健康状况一般,有"腰椎间盘突出"病史,未系统诊治,具体不详。否认反复发热史,否认反复皮疹、关节痛。有手术外伤史:2010年1月于外院行右膝关节置换术,术后1个月再行髌韧带修补术治疗。

入院查体

T 37.1℃,P 72次/分,R 20次/分,BP 118/72 mmHg。神志清醒,发育正常,正常面容,体型适中,自主体位,对答切题,查体合作。

专科检查:右膝关节辅料包扎中,前侧可见陈旧性手术瘢痕,皮肤可见2个破溃点,少量黄色渗出液;右膝关节主动活动范围伸直30°~屈曲100°,被动活动范围伸直-10°~屈曲100°;侧方应力试验(+)。

辅助检查

(1)实验室检查:血清ESR 95 mm/h,CRP 2 mg/L;抗链球菌溶血素O(antistreptolysin O,ASO)334 IU/ml;白细胞计数(white blood cell count,WBC)6.7×10⁹/L,铁蛋白214.8 ng/ml,真菌G试验(-)。

(2)其他辅助检查:2019-03-18骨三相断层扫描示右膝关节置换术后,血流、血池和延迟三相骨显像均摄取增高,提示感染可能性大。

初步诊断

右膝关节置换术后感染。

诊断依据:患者因"右膝关节置换术后疼痛9年,加重1个月余"入院,右膝关节多次手术史;查体可见右膝关节皮肤有2个破溃点,少量黄色渗出液,右膝关节主动活动受限;实验室检查血清 ESR 95 mm/h,CRP 2 mg/L,ASO 334 IU/ml;骨三相断层扫描提示感染可能性大。

治疗及转归

本例患者属于晚期慢性感染,伴有伸膝结构损伤,采用二期手术方案进行翻修。

一期手术彻底清创,移除所有假体,植入骨水泥间隔物联合抗生素,术中关节内未见大量脓液,可见大量坏死组织,切除坏死组织做术中冰冻检查,冰冻结果显示显微组织增生伴多量组织细胞增生,局部中性粒细胞 15~20 个/高倍镜视野(high power field,HPF)。切除关节内瘢痕组织和滑膜组织,见髌韧带及髌骨周围多根断裂钢丝,髌韧带弹性差,髌骨吸收破坏严重,尽可能取出钢丝。分别取出股骨假体、胫骨假体和垫片。采用骨水泥,加入万古霉素和美罗培南制作骨水泥间隔物,植入膝关节。术中假体送微生物培养,假体超声震荡液培养发现沃氏葡萄球菌感染,病原菌药敏结果显示对所有的 β-内酰胺类抗生素耐药且多重耐药,对左氧氟沙星、万古霉素和氨苄西林敏感。术后抗菌方案采用静滴万古霉素2周,口服左氧氟沙星和利福平4周,术后检测血 ESR 和 CRP。

术后4个月,拍 X 线片及 CT 显示膝关节位置良好(图 14-2),随访 ESR 和 CRP 恢复正常,进行二期手术。去除骨水泥占位器,彻底清除残留骨水泥,见胫骨近端大段骨缺损,仅残

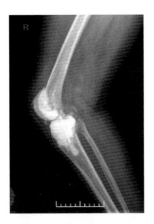
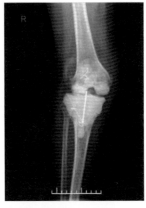
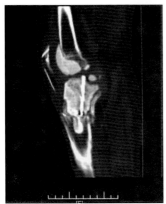
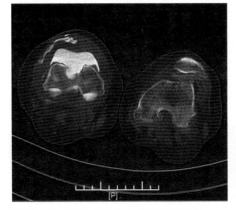
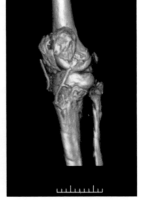

图 14-2 患者术后4个月影像学资料

留外侧部分骨皮质，干骺端骨质破坏，属于安德森骨科研究所（Anderson Orthopaedic Research Institute，AORI）Ⅲ型。打通胫骨髓腔，以 sleeve 工具行干骺端准备，植入 53 mm 干骺端袖套，配合 + 15 mm 一体化平台金属托，重建胫骨近端。股骨侧以 TM Cone3 工具行髓腔及远端准备，以 4 个垫块重建股骨远端及后髁骨缺损。调节垫片厚度，恢复关节线，直至关节屈伸内外侧稳定。外侧残留的髌骨碎片及骨赘予以清理，前方残留蛋壳样髌骨予以修整。术中检查髌骨轨迹良好，术中膝关节活动度可达 0～120°。术后第 1 天 X 线片显示位置良好（图 14 - 3）。

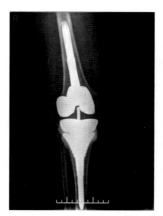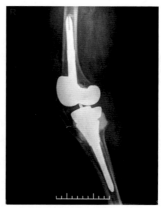

图 14 - 3　二期手术术后第 1 天正侧位 X 线片

术后 24 h 内使用冰盐袋置于膝关节上，有利于膝关节的伸直，并且可以减少膝关节的肿胀和出血。术后 48～72 h 内，根据引流量拔除膝关节引流管，在拔除引流管前鼓励患者在床上主动收缩大腿及小腿肌肉，活动踝关节及趾关节，减少血栓发生的可能以及尽快恢复下肢力量。引流管拔除后开始进行膝关节及股四头肌的屈伸功能锻炼，包括直腿抬高锻炼及在无痛状态下由被动至主动的弯曲膝关节，争取在 2 周内使患者的膝关节活动度达到 0～90°。与此同时，可在助行器的帮助下下地行走，尽早恢复下肢的力量及正常步态，并减少全身并发症出现的概率。术后定期复查，术后 3 个月摄片及术后 6 个月摄片均显示假体位置良好，无松动表现（图 14 - 4、图 14 - 5）。

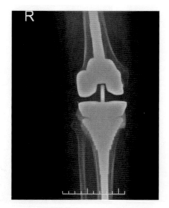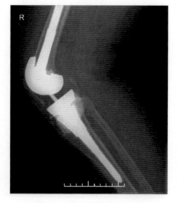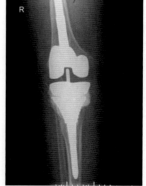

图 14 - 4　二期手术术后 3 个月
正位 X 线片　　图 14 - 5　二期手术术后 6 个月正侧位 X 线片

最后诊断

右膝关节置换术后感染。

讨论及评述

1. 全膝关节置换术（total knee arthroplasty，TKA）术后伸膝结构损伤

伸膝结构断裂是 TKA 术后的一个毁灭性的并发症，预后多不良。膝关节伸膝结构由股四头肌腱、髌骨和髌腱组成。研究发现，在散步中，患者的一半体重是通过伸膝结构传递的；而在爬楼梯或下蹲等日常活动中，髌股关节的作用力增加到体重的 3.1～7 倍。1%～12%的全膝关节置换患者在术后会发生伸膝结构损伤。TKA 术后股四头肌腱断裂发生率为 0.1%，髌腱断裂发生率为 0.17%。TKA 术后髌骨骨折发生率高于软组织断裂。由于各种继发并发症和治疗的高失败率，伸膝结构损伤严重影响患者的术后功能和生活质量。对于这种患者，直接修复断裂肌腱是推荐的，但由于其高失败率，近年来伸膝结构重建逐渐成为首选治疗方法。有文献综述了 233 例 TKA 术后髌腱断裂和 154 例 TKA 术后股四头肌腱断裂的随访结果，发现髌腱损伤修复后并发症发生率高达 63.16%，明显高于股四头肌腱断裂修复的并发症（25.37%）。然而，采用自体移植物、异体移植物和金属钢缆重建，髌腱损伤后重建和股四头肌腱损伤后重建的并发症发生率相当（21.96% vs. 25.88%）。伸膝结构损伤分为早期损伤和晚期损伤，TKA 术后 3 个月内伸膝结构断裂为早期损伤，3 个月之后则为晚期损伤。早期损伤治疗后并发症为 33.73%，包括感染和功能受限；而晚期损伤治疗的并发症为 23.08%，包括感染和再撕裂。伸膝结构损伤修复后的常见并发症为伸膝延迟（45.33）、再撕裂（25.33%）、感染（22.67%），以及活动受限等。目前，虽然软组织重建和修复技术有所发展，但对于这一复杂问题的最佳治疗方案仍然没有共识。

2. TKA 术后感染

感染是 TKA 术后让患者和外科医生都较为苦恼的并发症。TKA 术后感染的危险因素包括：有过膝关节手术史、手术时间过长（＞2.5 h）、并存症（免疫功能不全、营养不良、糖尿病、肥胖和吸烟）等。对于感染或怀疑感染患者，需要进行包括血液检查（ESR、CRP、全血细胞计数）、关节液培养以及影像学等系列检查。CRP 持续升高高度提示感染，ESR 和 CRP 联合是可靠的预测指标。关节液或脓液培养有助于明确诊断，培养病原菌阳性及药敏试验有助于指导 TKA 术后感染的治疗。有研究分析了 114 例 TKA 术后感染的微生物学结果，发现有 84.21%的病例微生物培养阳性，而在这些微生物培养阳性患者中，葡萄球菌类感染占 69%，链球菌感染占 11.21%，真菌感染占 12.07%。检测前使用抗生素是导致假阴性结果的主要原因，如果患者最近接受了抗生素治疗，抽吸关节液需延迟 4～6 周。对比系列 X 线片，假体与骨组织间出现透亮线提示假体可能松动。放射性同位素扫描对于诊断假体周围感染是有较大帮助的，可用于排除是否有深部感染，以及明确间隔物植入后是否有感染残留的参考。冰冻切片对诊断假体周围持续性感染是有用的，其敏感性较低，但特异性高。有文献建议，在其他临床和实验室参数模棱两可的情况下，可在翻修术时进行冰冻切片。假体周围感染分为：早期感染（包括浅表性和深部两种）、急性血源性感染和晚期慢性感染（表 14－1）。对于早期感染和急性血源性感染，一期手术彻底清理关节腔，更换垫片，保留假体，植入抗生素连珠，可以获得控制感染的效果；但是对于晚期慢性感染，目前推荐的处理方

法是二期手术,首先关节内清创,移除假体,植入间隔物联合敏感抗生素;然后二期移除间隔物,植入翻修假体。

表 14-1 假体周围感染分型与治疗原则

感染分型		诊断依据	治疗原则
早期感染	浅表性	发生在 TKA 术后 4 周内;发热/炎症;关节肿胀/流脓;无窦道;未突破关节囊	革兰氏染色/细菌培养;清创/冲洗;闭合伤口/抗生素珍珠;静滴抗菌药物 6 周
	深部	发生在 TKA 术后 4 周内;发热/炎症;关节肿胀/流脓;无窦道;突破关节囊进入关节	革兰氏染色/细菌培养;更换聚乙烯垫片;清创/冲洗;闭合伤口/抗生素珍珠;静滴抗菌药物 6 周
急性血源性感染		TKA 术后 4 周后;发热/炎症;关节肿胀/流脓;无窦道;突破关节囊进入关节	革兰氏染色/细菌培养;更换聚乙烯垫片;清创/冲洗;闭合伤口/抗生素珍珠;静滴抗菌药物 6 周
晚期慢性感染		TKA 术后 4 周后;发热;僵硬;关节肿胀/流脓;窦道;突破关节囊进入关节	革兰氏染色/细菌培养;更换假体;清创/冲洗;闭合伤口/抗生素珍珠;静滴抗菌药物 6 周

3. 全膝关节翻修骨缺损分型及处理

人工膝关节翻修的主要原因包括:假体周围感染、无菌性松动、关节不稳定、关节僵硬、假体周围骨折。由于感染反复清创、骨溶解等可造成不同程度的骨缺损。AORI 分型系统是目前全膝关节翻修应用最广泛的分型系统。该分型系统将骨缺损分为 3 型(表 14-2):Ⅰ型为轻度骨缺损,缺损区周围骨皮质完整,关节线位置接近正常,无或仅有轻度假体沉降;Ⅱ型骨缺损周围的骨皮质可保持完整或部分缺失,通常呈现为干骺端的中心性或周围性骨结构缺失,常伴有关节线位置的改变或假体下沉,而侧副韧带的股骨和胫骨止点均保持完整,根据骨缺损涉及的范围可分为Ⅱa 型,骨缺损累及单侧间室;Ⅱb 型,骨缺损累及双侧间室;Ⅲ型,骨缺损区周围皮质骨大量缺失,侧副韧带的止点消失。

表 14-2 AORI 分型系统

分型	Ⅰ	Ⅱa	Ⅱb	Ⅲ
股骨缺损	少量骨缺损,不影响假体稳定性,无假体下沉,无骨溶解(包容性)	内侧或外侧干骺端部分缺损,轻到中度的骨溶解(非包容性)	内侧以及外侧干骺端部分缺损,轻到中度的骨溶解(非包容性)	严重骨缺损,干骺端缺损到股骨髁或髁上水平,明显骨缺损(非包容性)
胫骨缺损	少量骨缺损,不影响假体稳定性,无假体下沉,无骨溶解(包容性)	内侧或外侧平台部分缺损,需要通过填充恢复关节线(非包容性)	内侧以及外侧平台部分缺损,需要通过填充恢复关节线(非包容性)	严重骨缺损,干骺端缺损到胫骨结节或结节下水平,明显假体下沉(非包容性)
处理方案	假体偏移;骨水泥填充;植骨	结构性植骨;金属垫块;干骺端袖套	金属垫块;干骺端袖套;TM Cone;结构性植骨	TM Cone;结构性植骨;定制假体

根据骨缺损的程度及分型,需要选择正确的处理和假体以恢复关节的稳定性。针对很小骨缺损,可采用偏移假体方法,偏移范围控制在2～3 mm内。少量骨缺损也可以采用骨水泥填充骨缺损,可用螺钉加强,适用于AORI Ⅰ或Ⅱ型病例。对于包容性骨缺损,可采用松质骨颗粒填充,进一步压实可起到一定程度的结构性支撑作用。对于AORI Ⅱ或Ⅲ型面积较大的骨缺损,可采用打压植骨技术进行填充或结构性同种异体骨重建,联合使用带延长杆的假体以增加固定强度并分散应力。对于非包容性的单侧或双侧骨缺损,常使用金属假体垫块,以获得即刻支撑和稳定。干骺端袖套可提供足够的干骺端支撑和固定,适用于股骨或胫骨侧大面积缺损,配合延长杆使用以进一步增加稳定性。TM Cone 可对干骺端大量骨缺损进行实质性的结构和生物力学重建,通过快速骨长入实现长期固定效果。

4. 关节线重建

膝关节线位置有多种测量方法,目前尚无公认的标准测量方法,临床上经常测量腓骨头或股骨内外上髁或胫骨结节至股骨远端关节面的距离作为膝关节关节线的位置。股骨上髁是一个有助于定位关节线的标志,在人工膝关节中,胫骨平台截骨面垂直于机械轴,因此关节线一般距离内外上髁30 mm。Hofmann 等的研究提示,如果人工膝关节翻修术后关节线位置的改变在 4 mm 以内,患者 KSS 评分以及膝关节活动度均更为理想。Martin 和 Whiteside 进行的尸体研究表明,关节线的上移或下移均可引起膝关节中度屈曲位不稳定。人工膝关节翻修术中,因为胫骨近端的重建高度同时影响伸直与屈曲间隙,故一般先处理胫骨近端。完成胫骨近端重建后进行屈曲间隙的重建,选择大小合适的股骨假体与相应厚度的胫骨垫片。重建膝关节屈曲间隙后进行伸直间隙的重建,根据胫骨侧的厚度通过间隙法确定股骨远端的位置,从而重建关节线。因此,选择的股骨假体偏小可能会造成关节线的上移,反之则可能造成关节线的下移。人工膝关节翻修手术患者的股骨常存在骨缺损,在骨缺损较大的情况下使用金属加强垫块或结构植骨是目前骨缺损的常用处理方法,如仅使用骨水泥充填,可能会造成所选择的股骨假体偏小,从而导致关节线的上移。

一旦确定合适的关节线,可以临时安装上股骨试模假体,重建股骨远端关节线。股骨骨缺损的处理取决于缺损的程度,术中可采用骨水泥、金属填充块、模块化锥和结构性植骨和股骨假体修复缺损。股骨上髁到后关节线的距离与到远端关节线基本相等,可以帮助确定股骨假体型号。

(陈云苏)

参考文献

[1] VAJAPEY S P, BLACKWELL R E, MAKI A J, et al. Treatment of extensor tendon disruption after total knee arthroplasty: A systematic review [J]. J Arthroplasty, 2019, 34(6): 1279 - 1286.

[2] SCHODERBEK R J JR, BROWN T E, MULHALL K J, et al. Extensor mechanism disruption after total knee arthroplasty [J]. Clin Orthop Relat Res, 2006, 446: 176 - 185.

[3] TSUKAYAMA D T, GOLDBERG V M, KYLE R. Diagnosis and management of infection after total knee arthroplasty [J]. J Bone Joint Surg Am, 2003, 85 - A Suppl 1: S75 - 80.

[4] BURNETT R S, KELLY M A, HANSSEN A D, et al. Technique and timing of two-stage exchange for infection in TKA [J]. Clin Orthop Relat Res, 2007, 464: 164 - 178.

病例15 内翻性膝关节炎置换

主诉

右膝关节疼痛3年,加重3个月。

病史摘要

患者,男性,63岁。患者3年前进行性右膝关节疼痛,疼痛位于膝关节内侧,运动和上下楼梯疼痛加重,单次行走距离最大范围300~500 m,尝试保守治疗(包括服用非甾体抗炎药、针灸等)不能有效缓解疼痛。半年前曾行膝关节腔注射玻璃酸钠和类固醇激素治疗,膝关节疼痛轻度缓解,否认髋部及腰部疼痛。遂来我院门诊就诊,为进一步诊治而收入病房。患者自发病来,痛苦表情,无发热、咳嗽等,二便正常,生命体征平稳。患者无外伤和手术史。

入院查体

T 36.5℃,P 76次/分,R 19次/分,BP 145/85 mmHg。神清,气平,精神状态可,意识清楚。

专科检查:右膝局部皮肤无明显红肿,轻度股四头肌萎缩,下肢明显固定内翻畸形,关节活动范围16°~108°。内翻应力试验提示外侧结构松弛。膝关节内侧关节线附近触痛阳性,髌骨研磨试验阳性。下肢动脉搏动正常,皮肤感觉正常。

辅助检查

(1)实验室检查:正常。

(2)其他辅助检查:

X线片(膝关节正侧位及下肢全长)提示内侧外侧及髌股关节间室退变,下肢明显的内翻对线(图15-1)。

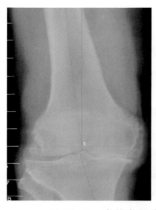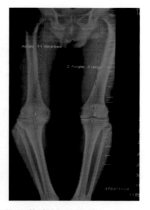

图15-1 术前内翻膝骨关节炎的X线片

初步诊断

右膝关节骨关节炎伴内翻畸形。

治疗及转归

根据该患者术前 X 线片和 CT 检查,我们可以诊断此患者重度内翻膝,说明内翻畸形严重,内侧胫骨平台缺损程度严重,内侧软组织挛缩,给患者的治疗带来严峻的挑战。

最后诊断

右膝关节骨关节炎伴内翻畸形。

讨论及评述

1. 膝关节畸形分型

关节内畸形由软骨及软骨下骨磨损引起,并逐渐影响关节周围的软组织结构。关节外畸形由胫骨或股骨的内翻畸形引起。冠状位 X 线片判断下肢力线、骨缺损、骨赘,是否存在外侧结构松弛(图 15-2)。侧位 X 线片判断是否存在膝关节屈曲挛缩、后方及前方骨赘、胫骨平台后倾程度以及髌骨高度。①轻度内翻畸形,软骨及软骨下骨磨损,常发生在股骨远端略偏后和胫骨平台前内侧;②中度内翻畸形,膝关节内侧间室狭窄,胫骨平台和股骨髁骨质增生造成内侧副韧带(MCL)和后方关节囊的紧张,膝关节出现屈曲挛缩;③重度内翻畸形,膝关节 MCL、后内侧角和后方关节囊挛缩,可进一步发展至半膜肌等结构挛缩、股骨髁间凹及胫骨平台前方骨质增生,造成固定性膝内翻屈曲挛缩畸形。

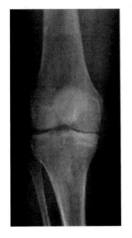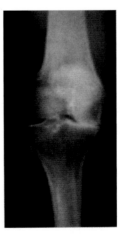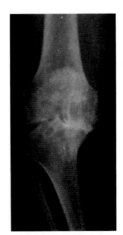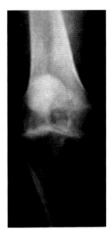

图 15-2 内翻膝病情演变过程的 X 线片表现

2. 治疗

取正中皮肤切口,内侧关节囊切开暴露关节,切除前后交叉韧带。伸直膝关节,施以内外翻应力,确定内外翻稳定及屈曲挛缩程度,评估内翻畸形的可矫正程度。如果判断磨损导致的内翻是可复的,则无须进行广泛松解,只需标准截骨技术。常规暴露:只要在平台边缘的 MCL 深层及后内侧关节囊略加松解,满足暴露要求即可截骨。彻底清除骨赘,保持伸直间隙和屈曲间隙平衡,准确的截骨即可纠正畸形并恢复力线。如果需要,可行伸直位软组织松解以获得矩形伸直间隙。准确设置外旋,伸屈间隙必须相等。初步松解平台边缘的 MCL深层。根据需要再依次松解胫骨平台后内侧角和后关节囊,可向下延伸至半膜肌止点,甚至松解至胫骨内侧干骺端部内侧副韧带浅层(图 15 - 3)。术中极少需要鹅足的松解,因为可能导致内侧过松。术中要避免内侧副韧带损伤、内侧副韧带松解过度、股骨前后截骨旋转设置错误以及松解不足等。术后常规拍摄膝关节正侧位 X 线片,评估假体安放的位置、关节间隙以及下肢力线(图 15 - 4)。

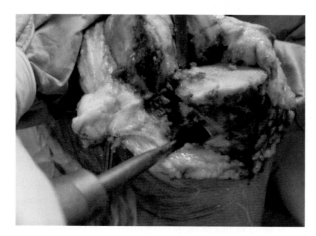

图 15 - 3　术中后内侧软组织松解

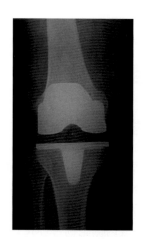

图 15 - 4　术后正侧位 X 线片

3. 术后功能康复

通过手术前康复治疗,尽可能解决手术前患者存在的肌肉萎缩、软组织挛缩等问题,可以加快术后康复的速度。由于手术后住院时间较短,手术前提前教患者术后锻炼的方法,能帮助患者更好地执行出院后的家庭训练计划。而且,康复锻炼并不是一件很容易的事,需要反复学习操练才能掌握要领。手术前康复可以帮助患者从心理、认识、生活上提前做好安排,有助于康复计划的执行。应该每天检查关节活动度,一旦发现关节活动度进展缓慢,就应该及时到康复医学科就诊,以免错过最佳恢复时机。关节活动度(range of motion,ROM)自评方法如下。

(1) 屈膝 ROM:仰卧位,保持臀部不动,足跟紧贴床面并逐渐靠近臀部,测量足跟移动距离。每日定时测量,进行前后对比或者与健侧对比,观察关节活动度改善情况。

(2) 伸膝 ROM:仰卧位,踇趾向上,暴露膝盖,主动将膝盖伸直到最大,测量腘窝中点到床面的距离。每日定时测量,进行前后对比或者与健侧进行对比,观察关节活动度改善情况。原则上每一个膝关节置换的患者都应该接受专业的系统康复治疗。在家庭自我锻炼过程中,若发现疼痛肿胀明显影响康复锻炼、关节活动度持续不能改善、肌肉萎缩乏力、持续跛行、上下楼梯困难等基本运动功能持续受限表现,应及时来康复医学科就诊,只有进行系统的术后康复训练,才能得到最佳功能恢复。

(程　涛)

病例 16　左膝关节假体周围感染

主诉

左膝关节疼痛伴渗液 1 年余,加重半年。

病史摘要

患者,女性,72 岁。患者因类风湿关节炎于 2003 年在当地医院行左膝关节置换术,术后病情平稳。2017 年 9 月出现左下肢红肿、胀痛,未做特殊处理。于 2018 年 2 月在上级医院就诊,建议行左膝关节二期翻修,患者拒绝。于当地医院行左下肢伤口引流,治疗效果不佳。患者 2018 年 4 月 30 日因车祸致肋骨骨折,于当年 5 月在当地医院治疗。患者于 2018 年 9 月在上级医院骨科就诊,建议行关节融合术或左膝关节二期翻修术,患者拒绝。患者左膝关节红肿胀痛加重,伴有液体渗出。为求进一步治疗,故来我科就诊,拟"左膝关节置换术后感染"收治入院。患者自本次发病以来,精神可,睡眠可,胃纳可,大小便如常,体重未见明显下降。

患者平素健康状况一般,无其他传染病史,无药物过敏史,无食物过敏史。患者有高血压病史,最高 180/140 mmHg,自服苯磺酸左旋氨氯地平片 1 粒 qd。2001 年曾行右膝关节置换术,2018 年 6 月曾行冠脉支架植入术,2018 年 10 月因左小腿皮肤感染行清创植皮术。

入院查体

T 36.9℃,P 90 次/分,R 20 次/分,BP 128/78 mmHg。神清,气平,精神可,推车入病房,自主体位,对答切题。

专科检查:左膝关节可见手术瘢痕,皮温高,左膝关节后外侧可见窦道,有液体渗出,关节活动受限。

辅助检查

(1) 实验室检查:CRP 70.30 mg/L ↑,ESR 81 mm/h ↑。

(2) 辅助检查:三相骨扫描示血流、血池、延迟相摄取均增高,提示感染可能(图 16 - 1)。

初步诊断

左膝关节假体周围感染。

治疗及转归

本例患者根据 PJI 类型及术前关节液培养结果,采用二期翻修治疗。

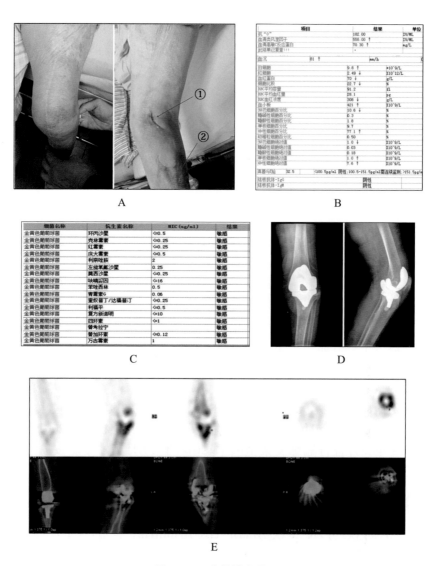

图 16-1　术前检查结果

A.左膝大体观:①左膝后外侧窦道;②左小腿曾行植皮术;B.实验室检查结果;C.左膝
关节穿刺后关节液培养结果及药敏(金黄色葡萄球菌);D.左膝关节正侧位;E.三相骨扫
描＋SPECT/CT融合显像。

1. 第一次手术

患者于 2018 年 11 月 30 日行左膝关节假体取出＋清创及窦道切除＋关节清理＋可活动骨水泥间隔器植入术。骨水泥中掺入万古霉素及美罗培南。

手术过程:麻醉成功后,取仰卧位,患肢术野常规消毒铺巾。

驱血后上空气止血带,并切除窦道口,取原切口髌旁内侧入路,切开关节囊。关节内见大量脓液和坏死组织,炎性滑膜。切除炎性滑膜做术中冰冻检查,结果回报白细胞计数大于20/HPF。切除关节内瘢痕组织和滑膜组织,清理并切除膝关节后方窦道口。去除胫骨垫片,分别去除股骨假体和胫骨假体以及髌骨假体。清理骨端,清除坏死和炎症滑膜组织及炎性假膜组织,去除残余骨水泥。术中组织和滑液标本送培养,取下假体行超声裂解液培养。

松开止血带,双氧水冲洗,碘伏浸泡。更换手术器械,重新铺巾。

采用骨水泥,加入万古霉素和美罗培南制作可活动骨水泥间隔物,植入膝关节,骨端采用抗生素骨水泥固定。检查膝关节活动可,逐层缝合。术中骨水泥抗生素用量:40 g 骨水泥中加 3 g 万古霉素＋1 g 美罗培南(图 16 - 2)。

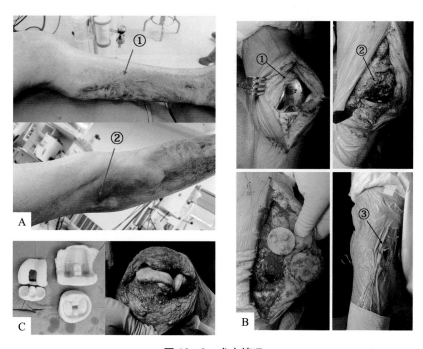

图 16 - 2　术中情况

A. 左膝术前大体观;①左小腿植皮后瘢痕;②左膝后外侧窦道。B. 术中关节假体及窦道情况;①见大量脓液;②骨质破坏严重;③窦道穿通至关节假体。C. 术中骨水泥间隔器制作及植入后情况。

术后治疗方案:术中关节液、假体周围假膜送培养,假体取出后超声震荡液注入血培养瓶培养,另 3 个样本送二代测序。

培养和二代宏基因组测序结果:三样本培养提示金黄色葡萄球菌感染,二代测序提示金黄色葡萄球菌感染。

根据培养、测序及药敏结果,调整抗生素用药,静脉使用替考拉宁(图 16 - 3)。

静脉用药 2 周后,患者于 2018 年 12 月 15 日出院,左氧氟沙星＋利福平口服 3 个月。

出院后,患者每月于当地医院查 ESR 及 CRP,指标未出现明显升高。分别于术后 6 周、3 个月、6 个月门诊复查(3 个月时停用抗生素)。

2. 二期翻修治疗

术后 6 个月,患者于 2019 年 7 月 13 日再次入院,计划行翻修手术。专科检查:左膝关节见手术瘢痕,皮温正常,无肿胀,关节活动受限。实验室检查:CRP 1. 98 mg/L;ESR 108 mm/h↑。检查提示感染已控制(图 16 - 4)。

患者于 2019 年 7 月 18 日行左膝翻修术。麻醉成功后,取仰卧位,患肢术野常规消毒铺巾。

1.检出细菌列表

类型[a]	属			种		
	中文名	拉丁文名	检出序列数[b]	中文名	拉丁文名	检出序列数[b]
G[+]	葡萄球菌属	Staphyloeoccus	9510	金黄色葡萄球菌	Staphyloeoccus aureus	7439
				葡萄球菌*	Staphyloeoccus argenteus	81

A

培养结果: 金黄色葡萄球菌
培养涂片:
综合评价:

细菌名称	抗生素名称	MIC(ug/ml)	结果
金黄色葡萄球菌	环丙沙星	<=0.5	敏感
金黄色葡萄球菌	克林霉素	>=8	耐药
金黄色葡萄球菌	红霉素	>=8	耐药
金黄色葡萄球菌	庆大霉素	>=16	耐药
金黄色葡萄球菌	利奈唑胺	1	敏感
金黄色葡萄球菌	左氧氟沙星	0.25	敏感
金黄色葡萄球菌	莫西沙星	<=0.25	敏感
金黄色葡萄球菌	呋喃妥因	<=16	敏感
金黄色葡萄球菌	苯唑西林	0.5	敏感
金黄色葡萄球菌	青霉素G	>=0.5	耐药
金黄色葡萄球菌	奎奴普丁/达福普丁	<=0.25	敏感
金黄色葡萄球菌	利福平	<=0.5	敏感
金黄色葡萄球菌	复方新诺明	>=320	耐药
金黄色葡萄球菌	四环素	<=1	敏感
金黄色葡萄球菌	替考拉宁		敏感
金黄色葡萄球菌	替加环素	<=0.12	敏感
金黄色葡萄球菌	万古霉素	1	敏感

B

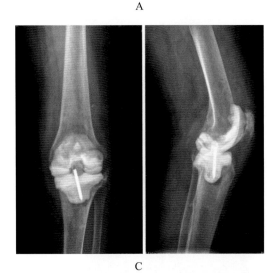

C

项目	结果	单位	参考值
血沉	120 ↑	mm/h	0~38
血清高敏C反应蛋白	86.50 ↑	mg/L	0.00~3.00

D

项目	结果	单位	参考值
血沉	120 ↑	mm/h	0~38
血清高敏C反应蛋白	20.20 ↑	mg/L	0.00~3.00

E

图 16-3 术后检查结果

A.假体震荡液二代测序结果;B.病原菌药敏结果;C.术后左膝正侧位;D.术后第1天血清学指标;E.静脉用药1周后血清学指标。

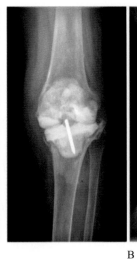
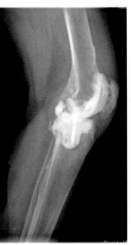

A

B

图 16-4 术前检查结果

A.实验室检查结果;B.术前左膝正侧位。

　　驱血后上空气止血带,取原切口髌旁内侧入路,切开关节囊,见清亮关节液。暴露膝关节,切除内外侧沟及髌股关节、髌韧带后方的增生瘢痕组织,剥离内侧组织。敲碎并取出骨水泥 spacer(替换间室),清理 spacer 周围组织。清创后见胫骨近端及股骨远端巨大骨缺损,清理骨面组织,松解后关节囊。大量双氧水、碘伏、生理盐水冲洗。

开髓,行胫骨髓腔逐级扩髓,插入髓内定位杆,安装截骨模块后截骨,完成平台骨床准备,胫骨近端骨缺损采用锥形块填充工具完成骨床准备,安装试模。股骨侧髓腔逐级扩髓,以配套工具行股骨髁截骨及骨床修整,安装股骨假体试模,调整旋转位置,股骨内髁远端及外髁远端各安装 5 mm 垫块。行髌骨成形术,松解外侧支持带。

安装股骨及胫骨试模,安装垫片,螺钉固定,活动关节,见伸屈自如,侧向稳定,髌股关节轨迹好。取出试模。

脉冲冲洗膝关节骨端表面,顺序固定安装胫骨假体(包含锥形垫块及延长杆)及股骨假体(内外髁垫块及延长杆),螺钉固定垫片,清理挤出的抗生素骨水泥。待骨水泥固化,冲洗膝关节,检查关节活动良好,关节稳定,修复切开的内侧结构及股四头肌腱,逐层关闭切口。患肢加压包扎。

使用假体:Zimmer-LCCK 假体 + 胫骨锥形填充块 + 股骨内外侧髁远端垫块(图 16 - 5)。

翻修术后治疗方案:术后静脉使用替考拉宁 2周,患者于 2019 年 8 月 2 日出院,左氧氟沙星 + 利福平口服 1 个月。

患者术后 6 周、3 个月、1 年时门诊随访,目前术后 1 年半,无感染复发,膝关节功能良好(图 16 - 6)。

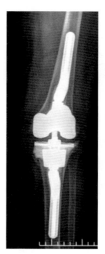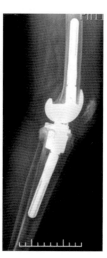

图 16 - 5 术后左膝正侧位

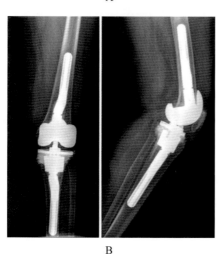

A

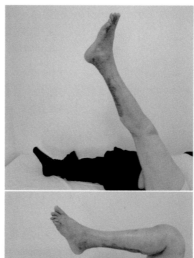

B

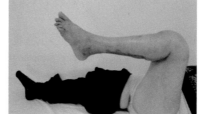

C

图 16 - 6 术后 1 年半时复查情况

A. 血清学指标;B. 左膝正侧位;C. 左膝功能情况。

最后诊断

左膝关节假体周围感染。

讨论及评述

1. PJI 分型

PJI 的病情复杂多变,常见的分类方法包括 Tsukayama 方法、Zimmerli 方法、Coventry 方法及 Barrett 方法等,其中前两者在临床中最为常用(表 16 - 1)。

表 16 - 1　假体周围感染分型

A

分　型	诊　断
Ⅰ. 早期术后感染	<4 周
A. 浅表	未累及关节囊
B. 深部	延伸达关节囊
Ⅱ. 晚期慢性感染	>4 周
Ⅲ. 急性血源性感染	>4 周
Ⅳ. 术中培养阳性	术中大于 1 个标本培养出相同细菌

B

分类	开始出现症状距离关节置换术的时间	常见的临床特征	发　病	典型生物
早期感染	<3 个月	疼痛,红斑,术后引流液增加,发热	微生物通过术中或者术后的手术切口进入	金黄色葡萄球菌,革兰氏阴性杆菌,肠球菌
延迟感染	3~24 个月	钝性发作疼痛,内植物松动,窦道形成	微生物通过手术切口进入但临床表现延迟	凝血酶阴性葡萄球菌,疮疱丙酸杆菌
晚期感染(血行感染)	>24 个月	急性发作疼痛,发热,红斑,菌血症	微生物通过血行传播种植到假体周围	金黄色葡萄球菌,革兰氏阴性杆菌,链球菌

A. 关节假体感染改良 Tsukayama 分型(2003);B. 关节假体感染的临床分类 Zimmerli & Ochsner(2003)。

急性 PJI 包括术后早期感染与急性血源性感染。术后早期感染指在术后短时间(<4 周)内出现的关节部位感染;急性血源性感染指致病菌经血行播散至功能良好的人工关节所导致的急性感染。急性 PJI 多由高毒力致病菌感染所致,往往伴随关节肿痛、渗出等急性感染临床特征。在感染出现的早期,假体上的致病菌生物膜尚未成熟,仍有可能通过早期 DAIR 清除病原菌,保留假体。

慢性 PJI 主要包括手术较长时间(>4 周)后出现感染与急性感染发生到获得有效诊治的时间超过 4 周两种。慢性 PJI 多为低毒力致病菌感染所致,临床表现持续时间长,感染特征相对温和。但是,致病菌生物膜已经形成,往往还伴随骨与软组织的破坏,需要彻底地清理感染病灶并去除假体。

在临床实践中,不应简单根据某一时间点来指导治疗,要结合各病例具体的宿主因素和病原因素进行综合考量。

该患者假体植入时间>2年,症状持续时间1年,伴随关节肿痛及渗液,属于慢性PJI。

2. PJI 的治疗

PJI的治疗方法选择需综合评估PJI的分型、患者条件、细菌状况等多种因素。单纯抗生素抑制治疗因无法治愈感染,仅在特定情况下考虑使用,包括非感染翻修而术中培养阳性的病例及无法耐受手术的病例。

PJI的手术治疗分为保留假体和去除假体两种方案。若为浅表感染、早期深部感染或急性血源感染,可选择清创、应用抗生素和保留假体治疗即DAIR术。其他类型需去除假体。

去除假体的手术应尽量使用原手术切口,切除既往瘢痕和窦道,联合双氧水、碘伏浸泡进行化学清创。再植入新假体可选择一期或二期翻修。目前慢性PJI治疗推荐二期翻修,但随着术前微生物检测技术水平的提高,一期翻修适应证正逐渐扩大。如再植入假体无法重建关节功能,可采用其他挽救手术,包括关节融合术及关节切除成形术。少数情况下,如感染无法控制或危及生命,则不得不选择截肢。

无论哪种治疗方法,抗生素使用都是其中的重要一环。广谱的经验性用药仅限于清创术后早期,一旦明确病原体,应立即改为针对性用药。推荐术后静脉应用抗生素7~14天后改口服抗生素,术后抗生素使用的具体时间需根据菌种、药敏及患者情况调整。

本例患者根据PJI类型及术前关节液培养结果,采用二期翻修治疗。

患者于2018年11月30日行左膝关节假体取出＋清创及窦道切除＋关节清理＋可活动骨水泥间隔器植入术。骨水泥中掺入万古霉素及美罗培南,抗生素用量参考VMA方案(表16-2)。

表16-2　VMA方案(每40g骨水泥)

感　　染	万古霉素(g)	美罗培南(g)	两性霉素(g)
革兰氏阳性菌(无窦道)	2.5	0.5	0
革兰氏阳性菌(有窦道)	3	1	0
革兰氏阴性菌(无窦道)	0.5	2.5	0
革兰氏阴性菌(有窦道)	1	3	0
真菌(无窦道)	0.5	0.5	0.15
真菌(有窦道)	1	1	0.1
培养阴性	2	2	0
混合感染(革兰氏阳性菌和革兰氏阴性菌)	2	2	0
真菌和革兰氏阳性菌	1.5	0.5	0.1
真菌和革兰氏阴性菌	0.5	1.5	0.1

(沈　灏　张飞洋)

参考文献

[1] TSUKAYAMA D T，ESTRADA R，GUSTILO R B. Infection after total hip arthroplasty. A study of the treatment of one hundred and six infections [J]. J Bone Joint Surg Am，1996，78：512 – 523.

[2] TSUKAYAMA D T，GOLDBERG V M，KYLE R. Diagnosis and management of infection after total knee arthroplasty [J]. J Bone Joint Surg Am，2003，85 – A（Suppl 1）：S75 – 80.

[3] TRAMPUZ A，ZIMMERLI W. Prosthetic joint infections：update in diagnosis and treatment [J]. Swiss Med Wkly，2005，135（17 – 18）：243 – 251.

[4] COVENTRY M B. Treatment of infections occurring in total hip surgery [J]. Orthop Clin North Am，1975，6（4）：991 – 1003.

[5] BARRETT L，ATKINS B. The clinical presentation of prosthetic joint infection [J]. J Antimicrob Chemother，2014，69（Suppl 1）：i25 – 27.

[6] 杨云建，杨帆，张振东，等.初次人工全膝关节置换术后假体周围感染的病原菌分布及药敏分析 [J].中国修复重建外科杂志 2014，28（7）：848 – 852.

[7] 陈志，周宗科，沈彬，等.急性、迟发性、慢性假体周围感染的病原学特征及疗效分析[J].实用骨科杂志 2019，25（4）：313 – 316.

[8] 何人可，王津，王俏杰，等.人工关节置换术后假体周围感染的临床分类[J].中华关节外科杂志（电子版），2018，12（6）：821 – 825.

[9] OSMON D R，BERBARI E F，BERENDT A R，et al. Diagnosis and management of prosthetic joint infection：Clinical practice guidelines by the infectious diseases society of America [J]. Clin Infect Dis，2013，56（1）：e1 – e25.

[10] RAO N，CROSSETT L S，SINHA R K，et al. Long-term suppression of infection in total joint arthroplasty [J]. Clin Orthop Relat Res，2003（414）：55 – 60.

[11] GOULET J A，PELLICCI P M，BRAUSE B D，et al. Prolonged suppression of infection in total hip arthroplasty [J]. J Arthroplasty，1988，3（2）：109 – 116.

[12] TSUKAYAMA D T，WICKLUND B，GUSTILO R B. Suppressive antibiotic therapy in chronic prosthetic joint infections [J]. Orthopedics，1991，14（8）：841 – 844.

[13] 曹力.清创保留假体治疗人工关节置换术后假体周围感染[J].临床外科杂志，2019，27（4）：283 – 286.

[14] KUNUTSOR S K，BESWICK A D，WHITEHOUSE M R，et al. Debridement，antibiotics and implant retention for periprosthetic joint infections：A systematic review and meta-analysis of treatment outcomes [J]. J Infect，2018，77（6）：479 – 488.

[15] 宋兴桂，李昕，陈继营.保留假体清创术治疗人工关节置换术后假体周围感染[J].协和医学杂志，2019，10（4）：370 – 374.

[16] 张超凡，忻振凯，张文明.保留假体的清创术治疗急性人工关节感染[J].中华骨与关节外科杂志，2016，9（6）：520 – 525.

[17] GEORGE D A，HADDAD F S. One-stage exchange arthroplasty：A surgical technique update [J]. J Arthroplasty，2017，32（9s）：S59 – S62.

[18] EKPO T E，BEREND K R，MORRIS M J，et al. Partial two-stage exchange for infected total hip arthroplasty：a preliminary report [J]. Clin Orthop Relat Res，2014，472（2）：437 – 448.

[19] 邵宏翊，宋洋，边涛，等.二期翻修术治疗髋关节假体周围感染[J].中国矫形外科杂志，2018，26（17）：1544 – 1548.

[20] BIALECKI J, BUCSI L, FERNANDO N, et al. Hip and knee section, treatment, one stage exchange: Proceedings of international consensus on orthopedic infections [J]. J Arthroplasty, 2019,34(2s):S421-S426.

[21] MATTHEW R, HRISTOI, ANDREW O. et al. Knee arthrodesis outcomes after infected total knee arthroplasty and failure of two-stage revision with an antibiotic cement spacer [J]. J Am Acad Orthop Surg Glob Res Rev, 2018,2(1):e077.

[22] BUCHHOLZ H, ELSON R, ENGELBRECHT E, et al. Management of deep infection of total hip replacement [J]. J Bone Joint Surg Br, 1981,63-B(3):342-353.

[23] TANDE A J, PATEL R. Prosthetic joint infection [J]. Clin Microbiol Rev, 2014,27(2):302-345.

[24] 王相选,方心俞,李文波,等.假体周围感染全身性抗生素治疗的应用进展[J].中华骨与关节外科杂志,2019,12(5):389-395.

[25] 沈灏,王俏杰,陈云苏,等.关节型全骨水泥间隔物治疗膝关节假体感染的中长期转归[J].中华关节外科杂志(电子版),2016,10(4):370-375.

[26] SHEN H, ZHANG X, JIANG Y, et al. Intraoperatively-made cement-on-cement antibiotic-loaded articulating spacer for infected total knee arthroplasty [J]. Knee, 2010,17(6):407-411.

[27] YANG C, WANG J, YIN Z, et al. A sophisticated antibiotic-loading protocol in articulating cement spacers for the treatment of prosthetic joint infection: A retrospective cohort study [J]. Bone Joint Res, 2019,8(11):526-534.

[28] SHEN H, TANG J, WANG Q, et al. Sonication of explanted prosthesis combined with incubation in BD bactec bottles for pathogen-based diagnosis of prosthetic joint infection [J]. J Clin Microbiol, 2015,53(3):777-781.

第六章

足踝部相关病例

病例 17　外支架牵开术治疗创伤性踝关节炎

主诉

右距骨骨折术后疼痛、活动受限 1 年伴跛行。

病史摘要

　　患者,女性,23 岁,普通办公室工作人员。患者 1 年前由高处坠落后送至当地医院急诊,当时诊断为"右距骨骨折"。完善术前准备后,行右距骨骨折切开复位内固定,当时用克氏针及石膏进行固定。术后伤口愈合良好,术后 3 个月拔出克氏针后允许患者下地行走。但患者行走后自觉疼痛加剧,且踝关节活动受限,下蹲不能。进行一段时间康复及理疗后,未见明显好转,遂来我院足踝外科门诊就诊,为进一步诊治而收入病房。患者自发病来,无发热、咳嗽等,二便正常,生命体征平稳。

　　患者 1 年前有右距骨骨折切开复位内固定手术史。

入院查体

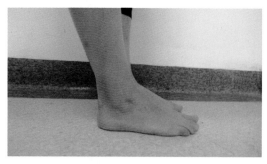

图 17 - 1　患者右外踝外观

　　T 36.7℃；P 68 次/分；R 18 次/分；BP 100/65 mmHg。神清,气平,精神可,对答切题。

　　专科检查:右外踝处见 L 型陈旧性手术瘢痕(图 17 - 1),右踝关节少许肿胀,主动及被动活动受限,背伸-跖屈:0～15°。右踝关节压痛存在,前方及内侧为主。足趾活动正常,足背动脉搏动存在,足踝部感觉无明显异常。

辅助检查

　　(1) 实验室检查:正常。

（2）其他辅助检查：从平片上看，前踝有骨赘（图 17 - 2A），存在踝前撞击。踝关节面不平整，距骨密度变高（图 17 - 2B）。CT 同样显示前踝有骨赘（图 17 - 3）。MRI 上显示距骨无明显坏死，但关节软骨破坏（图 17 - 4）。

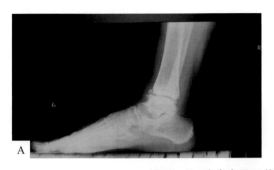
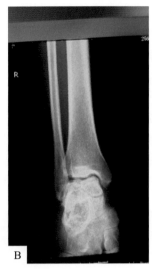

图 17 - 2　患者右踝 X 线片

A.侧位片显示前踝骨赘；B.正位片显示踝关节面不平整。

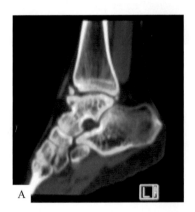
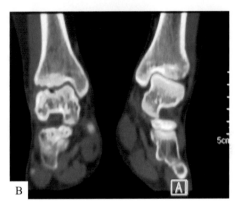

图 17 - 3　患者右踝 CT

A.前踝及距骨前方骨赘，存在游离体；B.右踝关节软骨破坏，关节面不平整。

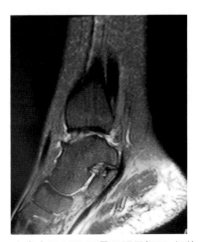

图 17 - 4　患者右踝 MRI：距骨无明显坏死，但关节软骨破坏

◆ 初步诊断 ⟫⟫⟫

右距骨骨折后创伤性关节炎。

◆ 治疗及转归 ⟫⟫⟫

综合分析患者因素,与其沟通后,决定采用踝关节牵开术进行治疗。

患者麻醉成功后,取仰卧位,取踝关节前方切口,暴露踝关节。清理踝关节前方后,利用牵开器将踝关节间隙撑开,发现关节粘连严重(图17-5A)。利用骨刀将增生组织敲除后,发现部分关节软骨破坏,但完整性尚好(图17-5B)。缝合切口后安装环形支架(图17-6)。

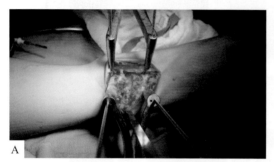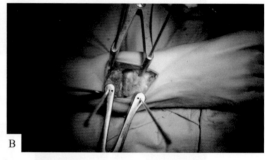

图17-5 显露踝关节后大体照

A.关节粘连严重;B.部分关节软骨破坏,但完整性尚好。

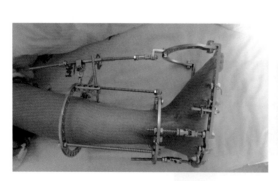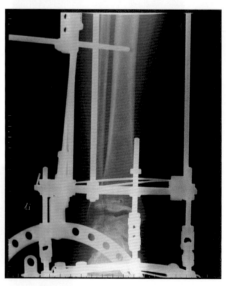

图17-6 支架安装后大体照　　　　**图17-7 患者术后7天时X线片**

患者术后每天牵开铰链1mm,7天后拍片明确关节间隙牵开后(图17-7),允许患者部分负重带支架下地行走。之后每2周拍1次X线片,确保关节间隙没有狭窄。3个月后拆除外支架。

半年后患者感疼痛消失明显,踝关节活动度有明显好转,走路基本无跛行,踮脚无受限

（图 17‑8）。CT 显示关节面较术前平整（图 17‑9）。

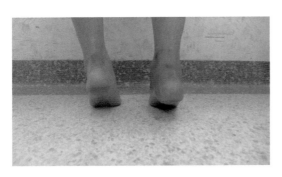

图 17‑8　患者术后半年踮脚照

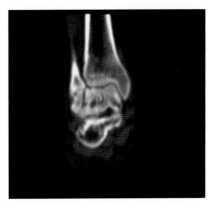

图 17‑9　患者术后半年踝关节 CT

最后诊断

右距骨骨折后创伤性关节炎。

讨论及评述

目前对于创伤性踝关节炎的治疗分为保守治疗和手术治疗。

若患者疼痛或症状较轻，可采用保守治疗。晚期有症状的踝关节炎患者的标准治疗方案是踝关节融合术或踝关节置换术。踝关节融合术的手术方式成熟，且改善患者的疼痛及生活质量疗效确切。但是，踝关节活动度的牺牲会增加邻近关节或者对侧关节的应力，加速关节退行性变。同时，踝关节融合术存在一定的失败率。此外，对于年轻的创伤性踝关节炎患者，关节融合术会给其晚年生活质量带来巨大的问题。踝关节置换术主要应用在对日常活动要求低或老年的患者。踝关节置换术能保留部分关节活动度，但由于踝关节假体的不成熟、踝关节置换技术的限制、关节置换术后所面临的假体使用年限和二期关节假体翻修等原因，踝关节置换术在国内应用较少。

从患者的 X 线片来看，下肢的力线基本正常，在踝关节处也没有明显的内翻及外翻。从 CT 扫描的层面上来看，有部分关节面还是恢复得不错的，但是也存在不少关节面塌陷。MRI 上未显示距骨出现明显坏死，只是软骨面有部分破坏。目前存在的主要矛盾：患者年纪比较轻，不适合做关节融合术；同样也是由于年龄的因素，不适合做关节置换术。但患者目前存在疼痛及关节受限，若采取保守治疗，则会使骨性关节炎加重。可以预计到，在不久的将来，患者就会进行关节置换术或关节融合术，因此如何在考虑患者年龄的前提下保住踝关节成为我们手术的主要目的。

踝关节牵张术是一种相对较新的治疗踝关节炎的方法。这种手术方法的理论基础是通过解除踝关节软骨的机械应力而产生间歇性流体压力，改善软骨细胞蛋白多糖的代谢，促进软骨的修复。利用 Ilizarov 支架对踝关节进行牵张，解除退变的踝关节面之间的机械应力，避免关节面接触。在负重行走的情况下，通过踝关节的应力和非应力，维持关节内间歇性的流体压力。同时在 Ilizarov 支架上安装关节活动的铰链，允许踝关节完全负重行走。在严重的创伤性踝关节炎的治疗中,踝关节牵张术虽然仍存在一定的失败率,但是其短期的临床疗效已经得到证实。

(邹　剑)

病例18　陈旧性跟骨骨折

主诉

右跟骨骨折术后 3 个月余疼痛不适,行走不能。

病史摘要

患者,男性,41 岁,工人。患者 3 个月前坠落伤后右足跟肿胀疼痛,当地医院 X 线片显示:右跟骨骨折。在当地医院行右跟骨骨折切开复位内固定术。术后右足跟行走时疼痛明显,活动受限。现来我院门诊就诊,X 线片和三维 CT 显示:右跟骨骨折术后,关节面复位不良。为进一步诊治而收入病房。患者自发病来,无发热、咳嗽等,二便正常,生命体征平稳。患者无特殊既往史。

入院查体

T 36.2℃,P 75 次/分,R 18 次/分,BP 125/70 mmHg。神清,气平,精神可,对答切题。

专科检查:右跟骨外侧见陈旧性手术瘢痕,局部压痛(+),略有肿胀。右踝关节活动感觉可,无明显压痛。右足趾活动感觉正常。站立负重位检查示右跟骨无明显内翻(图 18-1)。

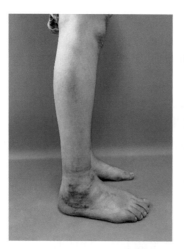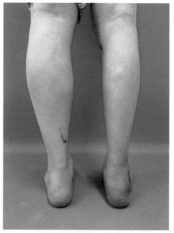

图 18-1　右跟骨骨折术后 3 个月,站立负重位外观照

辅助检查

(1)实验室检查:正常。

（2）其他辅助检查：见图 18 - 2～图 18 - 4。

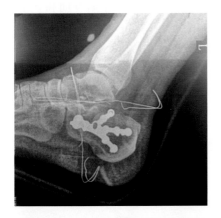
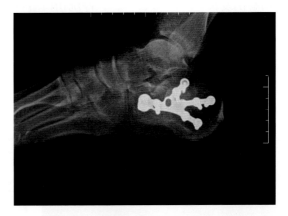

图 18 - 2　右跟骨骨折术后 X 线片　　　　图 18 - 3　右跟骨骨折术后 3 个月余 X 线片

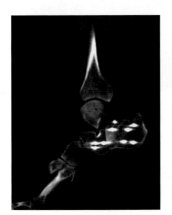
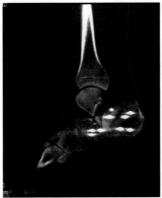
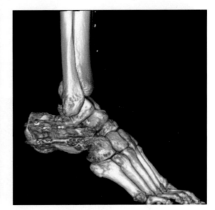

图 18 - 4　右跟骨骨折术后 3 个月余三维 CT 示跟骨后关节面复位不良

初步诊断

右跟骨陈旧性骨折，畸形愈合。

治疗及转归

根据该患者有限的 X 线片和 CT 检查，我们可以诊断此患者 Essex-Lopresti 分型Ⅱ型，Sanders 分型Ⅲ型。

该患者来我院就诊时已是第一次手术后 3 个月余，X 线片和 CT 检查显示跟骨后关节面塌陷明显，复位不良，畸形愈合。患者行走时右后跟疼痛明显，活动明显受限。治疗上有两种方案可以选择：关节融合术或者保关节手术，即距下关节融合术或者跟骨翻修截骨复位内固定术。考虑该患者年纪较轻，保关节愿望比较强烈，而且塌陷的关节面骨块较大、较完整，与患者充分沟通后，我们采用保关节手术治疗，即右跟骨取内固定 + 截骨复位关节面 + 内固定手术。

沿跟骨外侧原切口延长扩大，全层皮瓣剥离保护，显露跟骨外侧面，取出原螺钉和钢板。用骨刀切除部分外侧壁，显露跟骨后关节面，见大块完整关节面塌陷，畸形愈合。用骨刀沿关节面周围截骨,将移位的关节面松解后直视下复位,用跟骨外侧锁定钢板固定。透视下见关节面解剖复位(图18-5A~E)。冲洗伤口后,逐层缝合,关闭切口。术后6周和3个月复查X线片示骨折复位良好(图18-6、图18-7)。

术后弹力绑带加压包扎,6周内避免负重,鼓励活动,多活动膝、踝关节,进行肌肉功能锻炼,避免患肢肌肉萎缩。6周后充气靴固定辅助下开始部分负重行走,进行功能锻炼。3个月后去除充气靴,完全负重行走。该患者1年后复查见伤口愈合良好,行走活动功能基本正常,无明显疼痛、活动受限等症状。

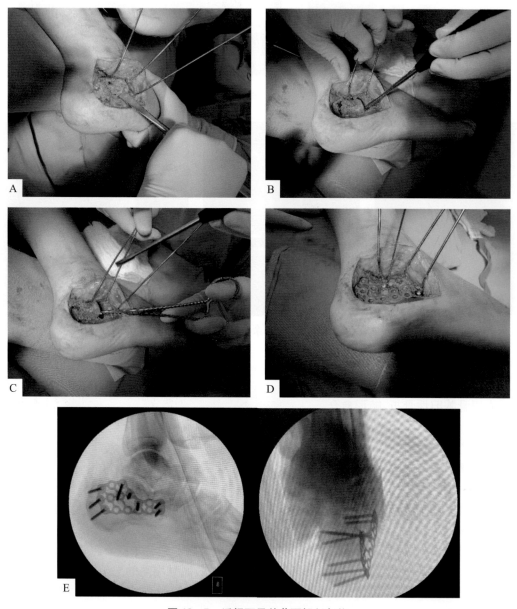

图18-5 透视下见关节面解剖复位

A.用骨刀切除部分外侧壁,显露跟骨后关节面。B.见大块完整关节面塌陷,畸形愈合。C.骨刀沿关节面周围截骨,松解移位的关节面。D.直视下复位,跟骨外侧锁定钢板固定。E.透视下见关节面解剖复位。

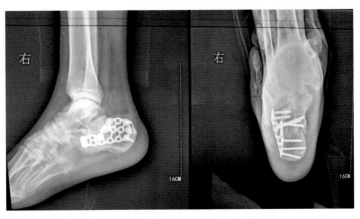

图 18-6 翻修术后 1.5 个月 X 线片示骨折愈合中

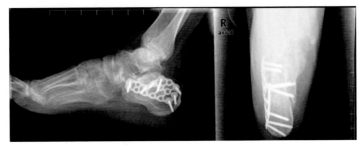

图 18-7 翻修术后 3 个月 X 线片示骨折愈合良好

最后诊断

右跟骨陈旧性骨折,畸形愈合。

讨论及评述

1. 跟骨骨折的分型

跟骨骨折的临床分型据报道超过 20 种,主要基于 X 线片及 CT 表现,目前最常用的两种分型系统为 Essex-Lopresti 分型和 Sanders 分型。

其中 Essex-Lopresti 分型主要依据 X 线片表现,将跟骨骨折分为关节外骨折(Ⅰ型)和关节内骨折(Ⅱ型)两类。然后,根据Ⅱ型继发骨折线方向,继而分为舌形骨折和关节塌陷型两种亚型,再根据移位程度分为Ⅰ~Ⅲ度(图 18-5)。

Sanders 于 1990 年基于 CT 轴位表现,将跟骨关节内骨折分为四大类型和不同亚型。其中Ⅰ型为无移位的关节内骨折;Ⅱ型为跟骨后关节面两部分骨折,移位≥2 mm,再根据骨折线位置分为 3 个亚型,若骨折线位于后关节面的外侧 1/3,则为ⅡA 型,中 1/3 为ⅡB 型,内侧 1/3 为ⅡC 型;Ⅲ型是跟骨后关节面有两条骨折线,为三部分移位骨折,再根据骨折线位置分为ⅢAB、ⅢAC 和ⅢBC 三种亚型;Ⅴ型骨折为后关节面四部分及以上骨折,多为粉碎性骨折(图 18-6)。

2. 跟骨陈旧性骨折畸形愈合后治疗

跟骨陈旧性骨折畸形愈合后,关节面不平整容易继发距下关节创伤性关节炎,引起行走时

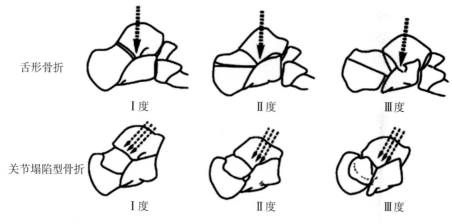

图 18-8　Essex-Lopresti 分型

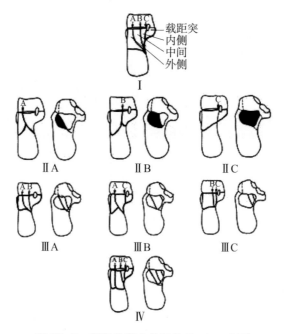

图 18-9　跟骨关节内骨折的 Sanders 分型

疼痛不适等症状,影响患肢功能。距下关节融合手术是治疗陈旧性跟骨骨折的常用方法,适用于年纪较大、关节面粉碎无法翻修复位、畸形愈合时间较长、有明显的距下关节炎的患者。融合术后可以明显改善疼痛症状,但要以牺牲距下关节为代价。保关节手术即跟骨翻修截骨复位内固定术的操作难度较大,有时关节面难以完全复位,且还有二期距下关节创伤性关节炎发生的可能性。需要考虑的因素比较多,因此要与患者充分沟通。该病例第一次手术复位不良后 3 个月余已经畸形愈合,但塌陷的关节面骨块较大、较完整,影像学上距下关节间隙尚可,无明显创伤性关节炎表现,总体力线尚可,无明显跟骨内翻畸形。另外,该患者年纪较轻,保关节愿望比较强烈。因此,我们对该病例最终选择跟骨翻修截骨复位内固定手术方案,术中关节面复位满意,术后 3 个月骨折愈合良好,患者完全负重行走,无明显疼痛,患肢功能恢复良好。

(苏　琰)

病例19　距骨陈旧性骨折

主诉

右足踝骨折术后疼痛,活动受限16个月。

病史摘要

患者,男性,26岁。患者于16个月前因外伤致右距骨骨折在当地行切开复位内固定治疗。术后踝关节活动恢复不良,持续疼痛,功能障碍。

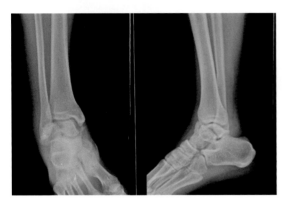

图19-1　受伤当时X线片

入院查体

专科检查:右踝前内侧陈旧性手术瘢痕,踝关节前方及跗骨窦压痛,踝关节背伸活动受限。右足末梢感觉、血运正常。

辅助检查

(1)实验室检查:正常。

(2)其他辅助检查:如图19-1~图19-4所示。

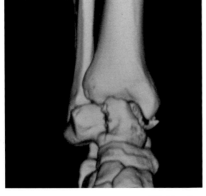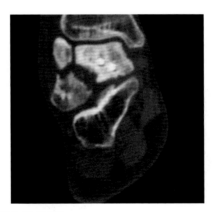

图19-2　受伤当时CT

初步诊断

右距骨陈旧性骨折。

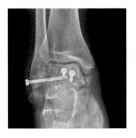
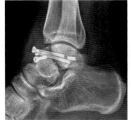
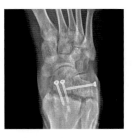
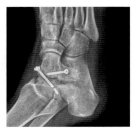

图 19-3 本次术前 X 线片

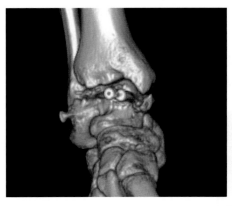
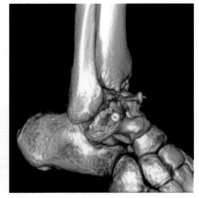

图 19-4 本次术前 CT

治疗及转归

1. 术前计划

根据术前影像学分析、骨折类型及先前手术切口，计划前内侧及前外侧双切口显露距骨骨折端、踝关节及距下关节。清理骨折端骨痂，复位距下关节及距骨骨折，使用空心螺钉固定。

2. 术中资料

见图 19-5。

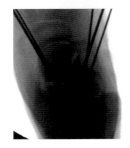
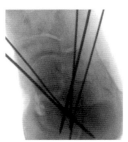
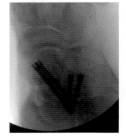
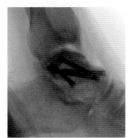

图 19-5 术中 X 线片

3. 术后治疗及随访

伤口愈合后开始踝关节及距下关节活动度锻炼，定期复查 X 线片明确骨折愈合情况（图 19-6），骨折未完全愈合前禁止完全负重。术后 1 年复诊，骨折愈合，未发生骨折继发移位及邻近关节退变，无明显疼痛，踝关节活动度较术前明显改善，患者恢复正常生活。

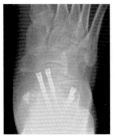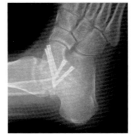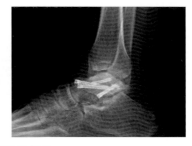

图 19 - 6　术后 1 年复查 X 线片

最后诊断

右距骨陈旧性骨折。

讨论及评述

1. 距骨骨折 Hawkins 分型（图 19 - 7）

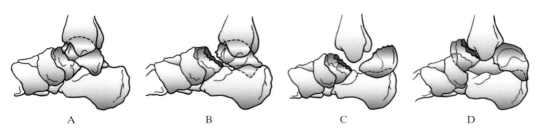

图 19 - 7　Hawkins 分型

A. Ⅰ型,距骨颈无移位骨折;B. Ⅱ型距骨颈移位骨折;C. Ⅲ型,距骨颈移位骨折,伴有距下关节及胫距关节半脱位或全脱位;D. Ⅳ型,距骨颈移位骨折,合并胫距、距下及距舟关节的半脱位或全脱位。

　　本例患者距骨颈部骨折完全移位,伴有距下关节半脱位,属于 Hawkins Ⅲ型骨折,同时伴有距骨体前外侧骨折移位,相对比较复杂,治疗亦存在一定的难度及陷阱。

　　2. 距骨骨折手术入路

　　对于移位的 Hawkins Ⅱ～Ⅳ型距骨颈骨折,需行切开复位内固定治疗,建议常规使用内外侧双切口显露治疗,前内侧切口位于胫前肌腱和胫后肌腱之间,由内踝尖延伸至足舟骨结节,可显露距骨颈内侧、踝关节内侧、距下关节内侧和距舟关节,必须注意保留距骨颈背侧和跖侧的关节囊附着以免破坏距骨的血供;外侧可选择斜行跗骨窦切口或前外侧直切口(外踝尖至第四跖骨基底部)显露距骨颈外侧及跗骨窦距下关节,应避免破坏跗骨窦内的血管网。双切口显露的优势在于可完整地显露评估骨折,可清理跗骨窦和距下关节内的骨折碎屑,同时获得骨折的精确复位,避免成角或旋转畸形。

　　本病例于当地治疗失败的原因:术前对于骨折病理解剖分析的理解不够,采用单一前内侧入路无法有效显露骨折关键部位,导致骨折未获得良好复位,使骨折不能愈合,外移未获得复位的距骨外侧突和外踝前方撞击阻碍踝关节的背伸活动。距下关节存在半脱位,导致距下关节潜在退变的可能。内固定随意放置不仅未获得有效的固定,并且会阻碍关节活动。

（薛剑锋）

第七章

脊柱相关疾病

病例20　高处跌落后颈椎骨折脱位

主诉

高处跌落后急性不完全性四肢瘫半日余。

病史摘要

患者,男性,54岁,工人。患者半日余前于高处跌落后出现急性不完全性四肢瘫,活动受限,无头痛、昏迷及恶心呕吐,无胸痛、胸闷及呼吸困难,无腹胀、腹痛。来我院就诊,影像学报告提示(图20-1A～D):①C_5椎体向前滑脱伴相应节段椎管狭窄,C_6椎体及附件骨折可能大,C_5棘突骨折,伴$C_{4～7}$水平颈髓挫伤,颈后部软肿胀明显肿胀。②$C_{5～6}$、$C_{6～7}$椎间盘突出伴变性,$C_{3～4}$、$C_{4～5}$椎间盘膨隆伴变性。③颈椎序列不齐,退变。患者本次发病以来,食欲正常,神志清醒,精神尚可,睡眠尚可,大便正常,小便正常,体重无明显变化。

既往史:无特殊。

入院查体

T 37℃,P 81次/分,R 20次/分,BP 130/75 mmHg。一般状态:神志清晰,发育正常,营养良好,推入病区,被动体位。皮肤黏膜:无黄染,无皮下出血。全身浅表淋巴结:无肿大。头颈部:无头颅畸形,无巩膜黄染,无结膜苍白,无扁桃体肿大,气管居中,无甲状腺肿大,无颈静脉怒张。胸部:正常呼吸音,心率81次/分,节律齐,无杂音。腹部:腹部平坦,无腹式呼吸,腹壁柔软,无腹部压痛,未触及肝脏、脾脏,无腹部包块,无移动性浊音,肠鸣音正常。肛门、直肠与外生殖器:正常。脊柱与四肢:见专科检查。神经系统:生理反射正常,病理反射未引出。

被动体位,颈椎有压痛,无放射痛。颈椎活动受限。双侧下肢深、浅感觉减退,痛觉减退,触觉减退,温度觉减退。肛周感觉减退。双上肢肌力Ⅰ～Ⅱ级,双下肢力Ⅰ～Ⅱ级、无肌肉萎缩、肌张力正常。双腹壁反射正常,肛门反射存在,双膝、踝反射正常。双侧Babinski征未引出,双髌、踝阵挛阴性。

辅助检查 ⟩⟩⟩

（1）实验室检查：正常。

（2）其他辅助检查：

MRI(图 20 - 1A、B)报告：① C_5 椎体向前滑脱伴相应节段椎管狭窄，C_6 椎体及附件骨折可能大，C_5 棘突骨折，伴 $C_{4～7}$ 水平颈髓挫伤，颈后部软肿胀明显肿胀，请结合临床及 CT 检查。② $C_{5～6}$、$C_{6～7}$ 椎间盘突出伴变性，$C_{3～4}$、$C_{4～5}$ 椎间盘膨隆伴变性。③颈椎序列不齐，退变。

CT(图 20 - 1C、D)：①C_5 椎体棘突、C_6 椎体左侧附件骨折，$C_{5～6}$ 椎体欠光整、滑脱，请结合临床，必要时 MRI 检查。②颈椎退变。

初步诊断 ⟩⟩⟩

颈椎骨折脱位。

治疗及转归 ⟩⟩⟩

患者之后接受颈椎前后路骨折复位减压植骨融合内固定术(图 20 - 1E、F)。

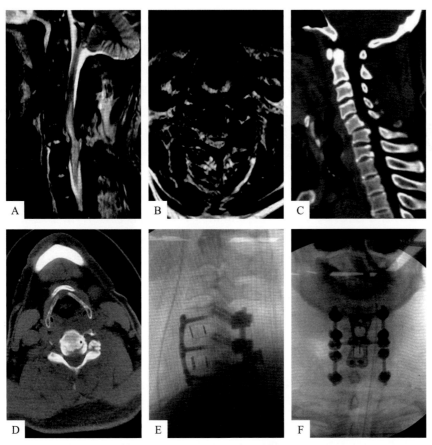

图 20 - 1　男性，54 岁，高处跌落后出现急性不完全性四肢瘫，术前 MRI(A、B)及 CT (C、D)提示 $C_{5/6}$ 骨折脱位，颈脊髓广泛损伤；行颈椎前后路骨折复位减压植骨融合内固定术(E、F)

最后诊断

颈椎骨折脱位。

讨论及评述

1. 以 Allen 等提出的分类方法为基础

（1）屈曲压缩型（compressive flexion，CF）。

CFⅠ度：这类损伤包括椎体前上缘变钝，轮廓显现为圆形，没有明显的后方韧带复合结构损伤。

CFⅡ度：在 CFⅠ度损伤变化的基础上，椎体前方的结构倾斜，高度丢失，呈现为椎体前下方"鸟嘴样"改变，下终板凹面加深，椎体可出现垂直骨折线。

CFⅢ度：在 CFⅡ度的基础上，骨折线从椎体表面斜行通过椎体一直到下方的软骨下板，并伴随"鸟嘴样"骨折。

CFⅣ度：有椎体变形和"鸟嘴样"骨折，表现为椎体边缘后下方在相关的运动节段向椎管内的移位（<3 mm）。

CFⅤ度：可以包括 CFⅢ度骨损伤，以及椎体后方向椎管内的移位，椎弓保持完整，小关节面分离，损伤节段椎体边缘后下方向椎管内移位（>3 mm）。这种移位表明前方韧带复合结构的后侧和整个后方韧带复合结构损伤。"鸟嘴样"骨折位于前方，上位椎体的下后方边缘后移接近下位椎体的椎板。

CFⅠ度的患者没有神经损伤，其他的 CF 分度患者可有不同程度的神经损伤，诸如中央型脊髓损伤、完全性脊髓损伤、部分脊髓损伤。由于患者在受伤时颈部往往处于屈曲状态，故冲击伤多集中于颅顶部。CFⅠ度和 CFⅡ度的椎体移位表明在矢状面上受到直接斜向后下方的压缩暴力，压力集中于椎体边缘前上方。因此，这个外力在病理学上产生了最初和显著的损伤，是损伤的最主要因素。CFⅣ度中，韧带损伤的程度并不明显，可能在前方韧带复合结构的后侧部位发生微小损伤或发生后方韧带复合结构部分损伤。所有的 CFⅣ度损伤伴有≤3 mm 的后方移位，CFⅤ度移位>3 mm。CFⅤ度的移位证明，由于运动节段结构的完全性损伤，前方结构的后侧伸展损伤是后纵韧带的撕裂，同时，椎体后下方有可能发生微小骨折。棘突的轴向劈裂骨折或偶发的双侧椎板骨折代表后侧结构受到较小的伸展或剪切外力损伤。

（2）屈曲牵张型（distractive flexion，DF）。

DFⅠ度损伤：包括后方韧带复合结构损伤，且在损伤水平棘突明显分离，小关节有屈曲状态的半脱位，因此也有人称之为"屈曲扭伤"，类似于在 CFⅠ度中的表现。此外，偶尔在下位椎体运动节段有更严重的压缩损伤与屈曲压缩损伤。

DFⅡ度损伤：是单侧的关节突脱位（关节突交锁、关节突脱臼）。后方韧带损伤的程度在早期的 X 线影像学检查中可能不明显，这是因为部分后纵韧带损伤导致关节脱位，很少同时发生前后方韧带复合结构损伤。此类损伤中，棘突的后方可能有小碎骨片的移位。

DFⅢ度损伤：包括双侧关节的脱位，有 50% 的椎体向前移位，上位椎体的关节突可能移位到下位椎体关节突前方，也可能呈现"栖息"状；下位椎体的前上缘可有或无变钝表现。

DFⅣ度损伤：椎体可以完全向前脱位或者运动节段极度不稳，呈现为"浮动椎"。

在 DF 损伤中,后方韧带复合结构呈牵张样或剪切样损伤,韧带损伤程度从 DF Ⅰ 度到 DF Ⅲ 度递增。造成下位椎体损伤的损伤矢量是压缩力,但并非所有的 DF 损伤对下位椎体都有压缩损伤。所以,在许多病例中,并无明显的损伤矢量。在这样的病例中,脊柱中轴一定前移,或者没有中轴,因为屈曲的脊柱受到单纯牵拉或剪力时,后方和前方结构相继发生损伤。随着 DF 级数的增加,最下位椎体的压缩损伤随之减少,如 DF Ⅰ 度中,最下位椎体压缩损伤的发生率为 50%,DF Ⅱ 度中为 32%,DF Ⅲ 度中为 23.5%,DF Ⅳ 度中为 14.3%。这些资料表明,移位轴和中立轴在严重的 DF 损伤中更靠近于前方。在 DF Ⅱ 度中,棘突后下边缘的小碎骨片占总数的 20%,并常有微小骨折发生。虽然韧带向前撕裂是后方结构牵拉或剪切损伤的一般形式,但在 DF 中,各种轴向、劈裂的关节突骨折以及双侧椎板骨折经常发生。损伤节段最上方的椎体、椎弓也可单独发生骨折。当椎体向前移位时,骨折的椎弓不发生移位。在 DF Ⅱ 度中,如果有神经损伤,X 线片常常显示韧带的损伤程度更加严重。

（3）伸展压缩型（compressive extension，CE）。

CE Ⅰ 度损伤:包括单侧椎弓骨折,伴或不伴有椎体向前的移位。椎弓损伤可能包括骨折线通过关节突的线性骨折、关节突的压缩、同侧椎弓根和椎板骨折或者同侧关节突骨折,可伴有旋转移位。

CE Ⅱ 度损伤:临近椎节多处椎板骨折,双侧椎板骨折。

CE Ⅲ 度损伤:包括双侧椎弓角区骨折,即关节突、椎弓根、椎板的骨折,不伴有椎体移位。

CE Ⅳ 度损伤:包括双侧椎弓骨折,伴有椎体部分向前移位。

CE Ⅴ 度损伤:包括双侧椎弓骨折且伴有整个椎体向前移位,骨折的椎弓后部结构不发生移位,椎弓前方随椎体向前移位,在两个不同的椎体节段发生韧带损伤和前后韧带复合损伤,相邻的下位椎体前上部受向前移位的椎体作用,呈切割样骨折(此为特征性 X 线表现)。

（4）侧方屈曲型（lateral flexion，LF）。

LF Ⅰ 度损伤:包括不对称性压缩骨折伴随同侧椎弓骨折,椎体在前后方没有移位,断层摄影显示关节突和椎弓角部骨折,椎体可以发生垂直骨折。

LF Ⅱ 度损伤:可伴有椎体侧方不对称性压缩和同侧椎弓骨折,以及前后方移位、后侧韧带损伤和关节突分离。在一些病例中,同侧压缩和后侧椎弓撕脱骨折可同时存在。在运动节段中,椎体中心可有轻微压缩损伤并伴有关节突部位松质骨压缩损伤。

（5）伸展牵张型（distractive extension，DE）。

DE Ⅰ 度损伤:包括前方韧带复合结构损伤、椎体横行非变形骨折,X 线检查显示为损伤节段的椎间隙明显增宽。

DE Ⅱ 度损伤:包括前后韧带复合结构损伤阶段椎体向后移位进入椎管。这类损伤通常可自动复位,X 线检查显示移位＜3 mm。

（6）垂直压缩型（vertical compression，VC）。

VC Ⅰ 度损伤:包括椎体上下缘软骨板骨折,呈"吸杯状"畸形。

VC Ⅱ 度损伤:为椎体上下软骨板骨折伴"吸杯状"畸形,骨折线通过椎体,但移位很轻微。

VC Ⅲ 度损伤:包括椎体骨折移位,椎体后缘骨折片可进入椎管,有时椎弓、韧带无损伤,有的粉碎性骨折可合并韧带损伤;若仅有一些大骨折片,则椎体骨折情况与在 CF 中所见相似,但椎体后方骨折块可能进入椎管。在一些病例中,亦有椎弓完整、韧带无损伤的现象。但在另外一些病例中,可出现椎弓粉碎骨折伴随后方韧带复合结构损伤。在椎弓骨折的病例中,韧带撕裂的平面位于骨折椎体和其下方椎体之间。VCⅢ度损伤椎弓完整的病例中,损伤节段可发生急性向前成角移位。VCⅠ度和VCⅡ度损伤中发生移位的类型与整个椎体受到的垂直压缩力相关,与斜向下方或后方的外力无关。VCⅢ度损伤中,整个椎体受到压缩外力的作用,移位轴线位于后方,骨折块可能进入椎管。在屈曲压缩骨折中,这个现象是看不到的。在VCⅢ度损伤中,不伴有椎弓骨折的病例不发生移位,表明伸直或剪切损伤贯穿后方结构,伴有椎弓骨折的病例在骨折节段和其下方发生较大移位。

2. 脊柱损伤后的形态学分类

以 Cooper 等提出的分类方法为基础。

(1)屈曲-脱位型。屈曲-脱位型潜在不稳定性,包括跳跃性的双侧或单侧平面脱位。外力可分为移位、旋转或牵张,导致明显的后方韧带损伤及微小的前柱骨折。旋转及牵张外力亦可导致单侧小关节的不全脱位。颈椎侧位 X 线片上,椎体移位小于矢状面上椎体直径的一半。显著的牵张和屈曲外力可导致双侧小关节不全脱位,同时伴有显著的神经损伤。侧位 X 线片显示,半脱位的程度超过椎体前后径的 1/2。

(2)屈曲-压缩型。椎体前方的压缩损伤可导致此类损伤(即受伤时颈部处于前曲状态或颈椎处于极度屈曲状态)。前方压缩可使后方结构牵张受损,伴有后方结构增宽,棘突间距离加大,通过 X 线片了解前方压缩的程度,可判断后方韧带结构的损伤程度。一些学者认为,前方压缩>50%便可认为颈椎不稳。

(3)压缩-爆裂型。压缩-爆裂型骨折在颈椎后方轴向骨折中并非常见类型,可包括简单的贯穿椎体矢状面的骨折,依据外力的大小及方向,也可呈现"泪滴样骨折"。涉及椎体后方的骨折和进入椎管的骨块常造成神经系统的损伤,而通过椎体后方的矢状面骨折可能无神经损伤。

(4)后伸损伤。脊柱或脊髓后伸损伤的患者常伴有脊柱关节僵硬(但年轻人一般不伴有脊柱关节僵硬)。受到高能量损伤的患者也可发生此类损伤。这类损伤可无影像学上的骨折,也可表现为后方椎板骨折伴随前纵韧带的撕裂和椎体的退行性病变。

3. 治疗

理想的分型系统必须全面、标准性强、简单易行而且使用方便,同时具有良好的可信度和可重复性,这样才能较好地指导临床治疗。近年来新提出的分型系统(包括 CSISS 分型系统、SLIC 分型系统、ABCD 分型系统以及 AOSpine 分型系统),在指导临床治疗方面都有描述,其中手术的治疗方面尚存争议。下颈椎损伤手术的治疗目的在于骨折脱位的复位,解除脊髓压迫,重建颈椎的稳定性。手术入路选择主要是前路手术、后路手术或者前后路联合手术。前路手术的主要优点是直接进行脊髓前方减压,包括解除前方椎间盘和骨性结构产生的脊髓压迫,重建颈椎正常高度并恢复颈椎生理弧度;后路手术的优点在于直接进行脊髓后方减压,包括椎板骨折、关节突骨折造成的脊髓后方压迫,同时对于关节突绞索,术前无法牵引复位的患者可以通过后方关节突切除或撬拨进行复位和固定。

在具体分型治疗系统中,按照 SLIC 分型系统,总分>4 分的建议手术治疗,结合 AOSpine 分型(ABC 三型)具体损伤形态分析,A 型骨折一般建议前路手术治疗;对于 B 型骨折中的 B1 和 B2 型,如果脊髓压迫来自前方则建议前路手术治疗,如果无前方脊髓压迫则选择前路手术或后路手术均可,在固定的生物力学强度上后路优于前路,对于 B3 型损伤,一般建议前路手术治疗;C 型骨折属于下颈椎的骨折脱位,前后柱均存在明显损伤,可能发生关节突关节的绞索情况,一般建议行前后路联合手术治疗。

在 ABCD 分型系统中,首先考虑的是脊柱的稳定性,涉及前柱和后柱 ABCD 四种类型的损伤情况,如果是 I1(相对不稳定)和 I2(绝对不稳定)型,有明确的手术指征,建议手术治疗。在手术选择方式上,如果有椎间盘突出引起的椎管狭窄,建议选择前路手术。对于没有椎间盘突出造成前方脊髓压迫的情况,如果是难复性下颈椎骨折脱位,则建议先闭合复位,复位成功则选择前路手术,复位不成功则选择后路手术或前后路联合手术。此分型系统对于无骨折脱位型颈髓损伤,包括了所有可能情况,综合考虑了颈椎基础疾病和退变性疾病在神经损伤中的作用,治疗方案的建议更加完善,具体如下:I0S0(无骨折脱位及椎管狭窄情况)建议保守治疗,I0S1N0(无骨折脱位、相对椎管狭窄、无神经损伤)建议保守治疗,I0S1N1 和 I0S1N2(无骨折脱位、不完全性脊髓损伤和完全性脊髓损伤)建议手术治疗,I0S2(无骨折脱位、绝对椎管狭窄)建议手术治疗。这种分型系统在指导无骨折脱位型颈髓损伤方面相比 SLIC 分型更全面,与目前针对无骨折脱位型颈髓损伤的治疗意见一致。

关于下颈椎损伤的治疗时机,目前临床上存在较多争议,支持早期手术治疗的学者认为应尽早解除脊髓压迫,促进脊髓神经功能恢复;支持延期手术治疗的学者认为下颈椎损伤患者往往病情较重,早期生命体征不稳定,手术治疗风险较高,同时早期手术可能会导致神经损伤急剧加重。另外一些研究中发现,早期手术和延期手术的并发症未见明显差异。关于治疗时机可能需要结合患者损伤严重情况决定,这个问题可能需要进一步的研究。

成人下颈椎损伤病情复杂,治疗上存在较多争议,良好的分型系统有助于理解骨折损伤的形态及机制,合理指导临床治疗,便于交流和推广。虽然目前尚未有一种完美的分型系统,但是最新的分型系统不断完善,同时考虑到下颈椎的损伤形态、椎间盘韧带复合体的损伤情况、神经损伤情况以及脊柱退变性因素,对下颈椎损伤的治疗提供了更加全面和实用的参考标准,这样对此类疾病的诊断和治疗是一种发展和完善,但是新的分型和治疗系统的可信度、可重复性和指导治疗的价值尚需进一步的临床验证。

(陈元元)

病例21 脊柱侧弯

主诉

发现脊柱侧弯 2 周。

病史摘要

患者,女性,15 岁,学生。于 2 周前发现脊柱侧弯,遂入院检查,行脊柱全长 X 线片检查发现胸腰椎侧弯,患者无明显行走困难,无四肢麻木。MRI 报告:①L₄ 椎体轻度滑脱,L₅～S₁、L₄～L₅ 椎间盘向后方突出伴变性、椎管狭窄,L₃～L₄ 椎间盘轻度膨隆。②脊柱侧弯。今为求进一步治疗转诊我院,收入病房进一步治疗。

患者本次发病以来,食欲正常,神志清醒,精神尚可,睡眠尚可,大便正常,小便正常,体重无明显变化。

入院查体

T 37℃,P 80 次/分,R 20 次/分,BP 130/75 mmHg。一般状态:神志清晰,发育正常,营养良好,推入病区,自主体位。皮肤黏膜:无黄染,无皮下出血。全身浅表淋巴结:无肿大。头颈部:无头颅畸形,无巩膜黄染,无结膜苍白,无扁桃体肿大,气管居中,无甲状腺肿大,无颈静脉怒张。胸部:正常呼吸音,心率 80 次/分,节律齐,无杂音。腹部:腹部平坦,无腹式呼吸,腹壁柔软,无腹部压痛,未触及肝脏,未触及脾脏,无腹部包块,无移动性浊音,肠鸣音正常。肛门、直肠与外生殖器:正常。脊柱与四肢:见专科检查。神经系统:生理反射正常,病理反射未引出。

专科查体:腰椎强直,生理曲度消失,脊柱侧弯。鞍区感觉正常。双侧下肢深感觉正常。双下肢髋、膝、踝屈伸肌力Ⅴ级;双踇背伸肌力Ⅴ级、趾屈伸肌力Ⅴ级。双侧下肢无肌肉萎缩,双下肢肌张力正常。双膝反射正常,双踝反射正常。双侧 Babinski 征未引出,双侧髌阵挛阴性,双侧踝阵挛阴性。双侧股神经牵拉试验阴性。

辅助检查

全长片:脊柱侧弯,请结合临床,必要时进一步检查。
心超:①各房室大小正常范围;②未见节段性室壁运动异常。
术前全脊柱 X 线片(图 21－1):提示严重脊柱侧弯。

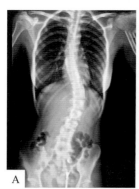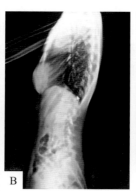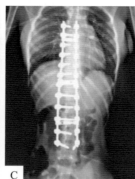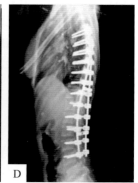

图 21－1　女性,15 岁,发现脊柱侧弯 2 周;术前全脊柱 X 线片提示严重脊柱侧弯(A、B),行胸腰后路侧弯矫形椎弓根螺钉内固定术(C、D)

腰椎椎体 CT:腰椎侧弯畸形,请结合临床。
胸椎椎体 CT:脊柱侧弯畸形,请结合临床。
MRI 报告:①L₄ 椎体轻度滑脱,L₅～S₁、L₄～L₅ 椎间盘向后方突出伴变性、椎管狭窄,L₃～L₄ 椎间盘轻度膨隆;②脊柱侧弯。

诊断

青少年特发性脊柱侧弯（adolescent idio-pathic scoliosis，AIS）。

讨论及评述

1. 脊柱侧弯分型

King 分型法在临床上较为常用，主要是依据顶椎位置、侧弯部位、大小和柔韧性，并结合详细的体检将侧弯分为五型。Ⅰ型：S形双弯，胸弯和腰弯均越过骶骨中线，且腰弯大于胸弯。Ⅱ型：S形双弯，胸弯和腰弯均越过骶骨中线，但胸弯大于腰弯。Ⅲ型：单纯胸弯，腰弯未越过骶骨中线且为非结构性，患者于站立位时一般无腰椎旋转。Ⅳ型：单纯长胸弯，延伸至下腰椎，仅 L_5 平衡中立在骶椎上，L_4 倾斜入主弯内。Ⅴ型：结构性双胸弯，T_1 向上胸弯的凹侧或下胸弯的凸侧倾斜。

2. 非手术治疗

非手术治疗的目的是在疾病快速进展期通过干预措施延缓或防止脊柱侧弯曲线进一步加重，尽可能避免或减少手术治疗。非手术治疗适合诊断早、程度轻、曲线进展危险性小的患儿。AIS 患儿侧弯曲线进展的危险性根据患儿年龄、骨龄、Risser 征、月经情况、初始 Cobb's 角大小、躯干是否平衡、曲线顶椎位置、椎体后凸及旋转畸形程度等多因素进行初步判断。一般认为，患儿年龄越小，骨骼发育、性发育越不成熟，侧弯角度越大，曲线进展可能性越大，顶椎在胸椎者曲线进展可能性大。但 AIS 患儿曲线进展的实际情况和预估值可能存在较大差异，一旦确诊为 AIS 则需定期门诊随访，并进行脊柱正侧位 X 射线检查以了解 Cobb's 角动态变化情况，从而及时调整治疗方案。

常见非手术治疗方法有手法治疗、矫形体操、矫形支具治疗、电刺激、牵引治疗等。目前，疗效已得到公认的是矫形支具治疗，在骨骼发育成熟前通过长期佩戴矫形支具治疗能延缓或防止曲线进展，从而避免手术或降低仍需手术患者的手术难度，降低并发症发生率。矫形支具的应用可追溯到 20 世纪中期，Blount 首先于 1948 年应用 Milwaukee 支具（最初应用于骨科术后）治疗 AIS，Milwaukee 支具是带有颈托或上部金属结构的矫形支具，其为代表性颈胸腰骶支具，即颈胸腰骶矫形器，适用于较高节段胸主侧弯者，通常指侧弯顶椎在 T_7 以上者；后来又出现了去掉颈椎部分的胸腰骶支具，即胸腰骶矫形器（thoracic lumbar sacral orthosis，TLSO），适用于侧弯顶椎在 T_7 以下者。临床上应用较广泛的改良硬性 TLSO 支具是波士顿（Boston）支具和舍努（Cheneau）支具。一般认为，Cobb's 角大于 25° 或 Cobb's 角小于 25° 但侧弯角度进行性加重的患儿具有矫形支具治疗适应证。矫形支具利用三点固定原理能获得良好矫形作用。陈东等应用 Cheneau 支具治疗 168 例 AIS 患儿，平均随访时间 2 年，治疗前后比较，差异有统计学意义（$P < 0.01$），矫正率为 44.4%。陈理端等对 43 例采用 TLSO 治疗的 AIS 患者进行回顾性分析，矫形支具佩戴时间为 6 个月至 6 年并进行随访，治疗有效率为 81.4%。矫形支具治疗时间较长，治疗过程中可能出现皮肤压疮、呼吸及消化系统症状、肌力下降、神经压迫症状等，治疗过程中需加强护理，采取定期专科指导患儿正确穿戴矫形支具、积极预防并发症、进行正确功能训练等措施可保证矫形支具疗效。有研究显示，具有矫形支具治疗适应证的 AIS 患儿经治疗后手术率为 7.0% ～ 43.0%。

3. 手术治疗

AIS 畸形手术治疗的目的在于阻止脊柱侧弯曲线继续进展,尽可能达到三维层面上最大程度且稳定的矫正效果,保持躯干平衡,改善外观,同时减少短期及长期并发症。AIS 患儿 Cobb's 角大于 40° 且骨骼发育未成熟者、保守治疗无效(半年内侧弯进展超过 5°)者、胸腰段后凸或腰椎后凸畸形伴明显外观畸形者、腰背疼痛者可考虑手术治疗。不能仅根据 Cobb's 角大小决定是否给予手术治疗,还要根据患者骨骼发育状态、年龄、侧弯分型、累及节段,以及脊柱、胸廓畸形对患者心、肺功能及外观形体影响程度等因素共同决定。脊柱侧弯矫形手术难度高、创伤大、术后恢复时间长,应严格把控手术指征,避免盲目手术给患者带来不必要的伤害。

(1)后路手术:1962 年,Harrington 提出了首套有效的脊柱侧弯内固定系统,此后后路手术一直是脊柱侧弯矫形手术的主流术式。Harrington 内固定系统具有良好的纵向支撑力,适用于胸腰段侧弯患者,冠状面侧弯角度矫形率接近 55.0%,术后植骨融合好,神经系统并发症发生率较低,但 Harrington 内固定系统是基于二维平面矫形理论,矢状面畸形矫正不理想,不能矫正椎体后凸畸形及旋转畸形。此外,术后金属内固定物可能因长期承受强大应力作用而发生断棒、脱钩等。1982 年,Luque 提出了节段性脊柱内固定系统,其采用 2 根 L 形金属棒置于侧弯节段两侧椎板,多节段椎板下钢丝横向拧紧固定。与 Harrington 内固定系统比较,Luque 内固定系统将应力分散到各节段,降低了断棒率,又因多节段应力叠加而获得更强大的矫形力。Luque 内固定系统不仅能矫正冠状面侧弯畸形,并且能在一定程度上矫正矢状面畸形。但应用 Luque 内固定系统治疗脊柱侧弯手术难度大,术中操作复杂,手术时间长,脊髓神经损伤发生率高。20 世纪 80 年代,法国的 Dubousset 医生在临床首先应用了基于三维矫形理论的 CD(Cotrel Dubousset)内固定系统,其属于一种后路多钩节段性内固定系统。此后,在 CD 内固定器械基础上又出现了 CD Horizon、TSRH(texas scottish rite hospital)、ISOLA 等多钩、多钉内固定系统,其被统称为第 3 代后路矫形系统。第 3 代后路矫形系统在获得良好冠状面矫正基础上进一步改善了矢状面畸形的矫正,恢复脊柱正常生理曲度,达到脊柱侧弯的三维矫正。目前,应用最广泛的是椎弓根钉棒内固定系统,椎弓根螺钉的应用不仅提供了坚强可靠的固定,同时更好的三柱机械固定还可减少融合节段,获得更好的融合率。Suk 等和 Kim 等认为,其在胸椎畸形矫正程度、减少矫正角度的丢失、减少失血量、改善肺功能等方面均具有优势,就腰段畸形矫正而言,椎弓根螺钉也具有明显优于椎板钩的疗效。AIS 患儿椎弓根周径较成人更小,常伴椎体畸形,同时椎弓根附近解剖结构复杂、多变,术中如何安全、准确地植入椎弓根螺钉难度较高。术前进行脊柱三维 CT 俯卧位扫描了解脊柱精细结构、评价脊柱旋转情况、测量椎弓根各参数,术中体位保持一致结合 C 型臂 X 射线机透视下置钉,能提高螺钉植入的安全性与准确性。

(2)前路手术:前路矫形内固定手术一直是治疗腰段或胸腰段 AIS 患儿的经典术式。1969 年,Dwyer 等首先报道了前路脊柱侧弯矫形术,在椎体凸侧拧入螺钉,螺钉间使用钢缆相连并拉紧,从而达到矫正目的。其采用较少的融合节段即可达到与后路手术同样的矫正效果。术中可进行椎间盘切除及椎间植骨,一定程度上提高了术后骨融合率,但术后矫正角度丢失、矫正节段后凸畸形、金属内固定物断裂、假关节形成等是较为常见的并发症。1976 年,Zielke 等对 Dwyer 内固定器械进行了改进,使用坚固的金属螺纹棒替代钢缆,从而获得更坚强的固定,降低了术后并发症发生率。前路手术在术中摘除椎间盘和软骨板,使脊柱长度缩短,相对于后路手术降低了脊髓牵拉的风险;前路手术由于广泛切除了软骨板、破坏了前面的生长中心,防止了前后生长速度不一致造成"曲轴现象"的发生。随着 TSRH、ISOLA、前路双棒系统等的出现,脊柱侧弯的前路手术有了新的发展,并取得了良好疗效。近年来,随着腔镜技术的发展与推广,电视辅助胸腔镜技术也被更多地应用于胸段脊柱侧弯矫形手术。胸腔镜技术以前常应用于重度僵硬性脊柱侧弯的前路松解,随着内固定材料和技术的发展,应用胸腔镜技术治疗胸段脊柱侧弯能取得与后路手术、传统前路开胸手术同样的效果,并且具有切口小、创伤小、术后肺功能恢复快、患儿生活质量较高等优点,但该技术并发症发生率仍偏高,可能出现术中出血量大、肺不张、胸腔积液、乳糜胸、胸壁麻木等,同时胸腔镜技术操作难度大,较难掌握,在选择时应慎重。

(3) 前后路联合手术:目前,重度僵硬性脊柱侧弯的手术方式尚存在争论。在众多手术方式中,前后路联合手术是一种较为常规而有效的治疗方法。常采用分期手术进行:一期前路松解,二期后路矫形。但部分学者认为,一期前后路矫形手术治疗重度僵硬性脊柱侧弯能获得与分期前后路手术同样的效果。龙智生等应用前后路分期手术,一期前路松解、二期头盆环牵引、三期后路矫形手术治疗重度僵硬性脊柱侧弯取得了良好疗效。

(陈元元)

病例22　神经纤维瘤病脊柱侧弯

主诉

发现腰背部畸形 3 个月余。

病史摘要

患者,女性,8 岁,学生。患者于 3 个月前无意中发现腰背部不对称,双肩不等高,至当地医院就诊,摄片示:脊柱侧弯,医生建议至上级医院治疗,现家属为了进一步治疗,遂来我院门诊就诊,为进一步诊治而收入病房。患者自发病来,痛苦表情,无发热、咳嗽等,二便正常,生命体征平稳。既往史:无特殊。

入院查体

T 36.5℃,P 72 次/分,R 18 次/分,BP 100/70 mmHg。神清,气平,精神可,对答切题。

专科检查:双肩不等高,腰背不对称,向前弯曲试验(+),背部可见散在牛奶咖啡斑,四肢活动感觉可。

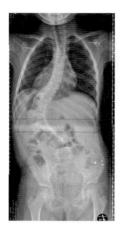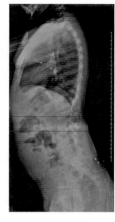

图 22 - 1　术前脊柱全长正侧位片

（1）实验室检查：正常。

（2）其他辅助检查：脊柱全长正侧位片见图 22 - 1。

初步诊断

神经纤维瘤病脊柱侧弯。

治疗及转归

行生长棒技术治疗，通过定期手术延长（图 22 - 2～图 22 - 7），既控制了侧弯的进展，又使脊柱保持生长。延长术后 5 年，当患者 13 岁、脊柱基本停止生长后，我们进行了脊柱终末融合内固定术，畸形得到了良好的矫正，获得了满意的治疗效果。

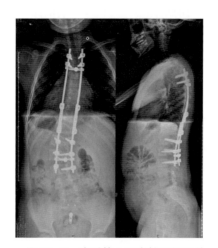

图 22 - 2　术后第 1 天脊柱正侧位片

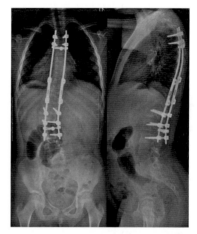

图 22 - 3　术后 1 年脊柱正侧位片

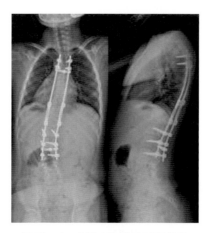

图 22 - 4　术后 2 年脊柱正侧位片

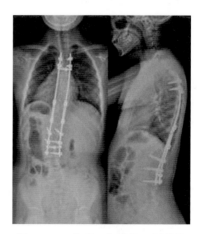

图 22 - 5　术后 3 年脊柱正侧位片

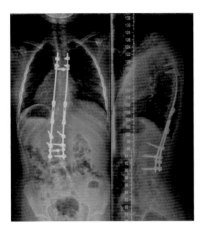 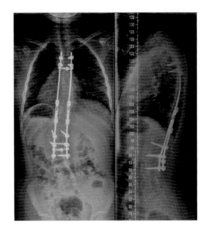

图 22-6　术后 4 年脊柱正侧位片　　　图 22-7　术后 5 年脊柱正侧位片,终末融合

神经纤维瘤病脊柱侧弯。

讨论及评述

1. 神经纤维瘤病的分型

临床分为 1 型和 2 型,与脊柱畸形相关的是 1 型神经纤维瘤病,这是一种常染色体显性遗传病,人群发病率为 1/3 000,男女没有差异。1882 年,德国的病理学家首先发现其病变基因位于 17 号染色体的长臂上。它是一种全身多器官病变的疾病,主要的外观表现就是牛奶咖啡斑及多发性的神经纤维瘤,骨损伤带来的病变主要是脊柱畸形、胫骨假关节及骨代谢异常,这类患者同时还会伴有神经及内脏损伤表现。

1987 年美国国立卫生研究院制定了 1 型神经纤维瘤病的诊断标准:6 个或以上的牛奶咖啡斑,青春期前最大直径 5 mm 以上,青春期后 15 mm 以上,2 个或以上任意类型神经纤维瘤或 1 个丛状神经纤维瘤;腋窝或腹股沟褐色雀斑;视神经胶质瘤;2 个或以上虹膜错构瘤;明显的骨骼病变;一级亲属中有确诊 1 型神经纤维瘤病的患者;以上符合 2 条或以上者即可诊断为 1 型神经纤维瘤病。1 型神经纤维瘤病的患者中有 10%～20% 会出现脊柱畸形,这是 1 型神经纤维瘤病最常见的骨畸形表现,报道占 10%～64% 不等。侧弯发病年龄多位于 6～10 岁。

按侧弯的弧度可以把神经纤维病脊柱侧弯分为营养不良型及非营养不良型侧弯,其中多数为营养不良型侧弯,其发病年龄早,进展快,治疗困难。而非营养不良型侧弯的治疗方式类似于特发性脊柱侧弯。

本患者腰背部有明显牛奶咖啡斑,且脊柱明显侧弯畸形,可以诊断为神经纤维瘤病脊柱侧弯,由于其发病年龄早,进展迅速,给治疗带来了严峻的挑战。

2. 神经纤维瘤病脊柱侧弯的治疗

由于营养不良型神经纤维瘤病侧弯具有发病年龄早、进展快、治疗困难的特点,其治疗应更积极,争取早发现、早治疗。目前临床上对于治疗时机和手术方式的选择仍存在一定争议,回顾文献,下面的治疗原则被多数学者认同:20°以下的侧弯,密切随访,支具治疗无效;20°～40°的侧弯,且后凸畸形小于50°可以采用单纯后路融合;大于40°侧弯(有的学者认为大于80°的侧弯)或后凸畸形大于50°则采用前后路联合融合。

随着后路植入物固定强度的提高,是否可以单纯通过后路融合来治疗营养不良型脊柱侧弯,有不少学者报道了治疗成功的病例,但这些研究相对病例数较少,缺乏长时间的随访结果,同时由于神经纤维瘤病脊柱侧弯特殊的病理特点,单纯后路融合的适应证选择有待进一步研究。

前面的治疗原则适合年龄较大的儿童,早发性神经纤维瘤病脊柱侧弯的治疗一直是难点,对于此类早发性侧弯,不能采用单纯后路融合,因为术后假关节的发生率高达60%,同时,曲轴现象会加重畸形发展。建议的手术方式有前后路联合植骨融合内固定及生长棒技术,这两种手术方式都有文献报道取得了不错的治疗效果,同时各自也存在一定的并发症。

本患者发病年龄小,进展迅速,侧弯弧度大,如果行后路融合植骨内固定会导致脊柱无法继续生长,同时曲轴现象会加重畸形发展。因此我们选择行生长棒技术来治疗,通过定期延长,既控制了侧弯的进展,又使脊柱保持生长,延长术后5年,当患者13岁脊柱基本停止生长后,我们进行了脊柱终末融合内固定术,畸形得到了良好的矫正,获得了满意的治疗效果。

(张　彦)

参考文献

[1] TSIRIKOS A I, SAIFUDDIN A, NOORDEEN M H. Spinal deformity in neurofibromatosis type‐1: Diagnosis and treatment [J]. Eur Spine J, 2005, 14(5): 427‐439.

[2] KIM H W, WEINSTEIN S L. Spine update. The management of scoliosis in neuro bromatosis [J]. Spine (Phila Pa 1976), 1997, 22(23): 2770‐2776.

[3] DENG A, ZHANG H Q, TANG M X, et al. Posterior-only surgical correction of dystrophic scoliosis in 31 patients with neuro bromatosis Type 1 using the multiple anchor point method [J]. J Neurosurg Pediatr, 2017, 19(1): 96‐101.

[4] WANG Z, FU C, LENG J, et al. Treatment of dystrophic scoliosis in neurofibromatosis Type 1 with one-stage posterior pedicle screw technique [J]. Spine J, 2015, 15(4): 587‐595.

第八章

骨软组织肿瘤相关病例

病例23 骨表面骨肉瘤

病史摘要

患者,男性,62岁。无明显诱因下出现左小腿下段肿胀、疼痛、活动受限半年。

入院查体

左小腿下段内侧可见 2 cm×2 cm 肿块,质硬,局部皮肤红肿,略有压痛。

辅助检查

左胫腓骨 X 线片及 CT:左胫骨远端软组织区见高密度斑片影伴软组织肿块,胫骨远端局部骨皮质不光整,似见骨膜反应,周围软组织肿胀,如图 23 - 1 所示。

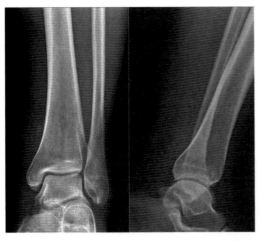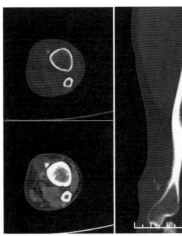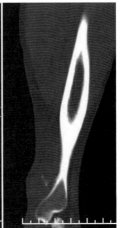

图 23 - 1 左胫腓骨 X 线片及 CT

左胫腓骨 MRI 平扫:左胫骨远端软组织区异常信号影,呈 T1WI 低、T2WI 高信号,周围软组织肿胀,如图 23 - 2 所示。

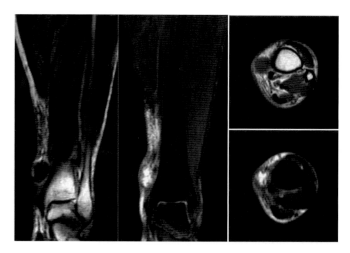

图 23-2 左胫腓骨 MRI 平扫

初步诊断

左小腿远端软组织肉瘤?

治疗及转归

1. 首次多学科门诊讨论

影像科:患者左胫腓骨 X 线及 CT 检查提示远端软组织区见高密度斑片影伴软组织肿块,胫骨远端局部骨皮质不光整,似见骨膜反应,MRI 提示左胫骨远端软组织区异常信号影,周围软组织肿胀。ECT 提示左踝关节局部放射性摄取略增高。恶性肿瘤的可能性大,首先考虑为骨肉瘤,具体诊断需依靠病理及免疫组化。

骨科:患者老年男性,慢性起病,局部症状明显,结合影像学首先考虑左小腿远端软组织骨肉瘤,建议患者行穿刺活检明确诊断。

讨论结论:行穿刺活检明确病理诊断后进一步诊治。

细针穿刺细胞学诊断(左小腿近踝部):穿刺涂片内见异型梭形细胞增生,伴钙化,首先考虑肿瘤性病变,以恶性可能大(图 23-3)。

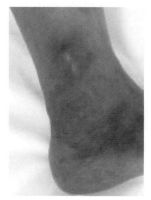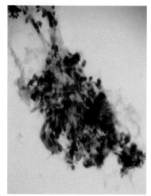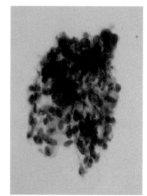

图 23-3 左踝病灶大体与细针穿刺细胞涂片

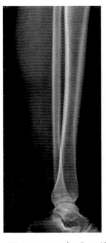
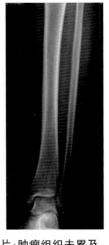

图23-4　术后X线片：肿瘤组织未累及骨组织

2. 多学科门诊第二次讨论

病理科：左小腿近踝部细针穿刺细胞学涂片内可见异型梭形细胞增生，伴钙化，首先考虑肿瘤性病变，以恶性可能大。

骨肿瘤科：患者老年男性，慢性起病，局部症状明显，结合影像学及病理学检查结果，首先考虑左胫骨远端骨表面骨肉瘤，建议患者行左小腿远端肿瘤扩大切除术，术后根据病理结果决定是否进行化疗。

讨论结论：建议肿瘤根治性手术切除＋化疗。

3. 治疗

患者入院后完善相关检查，于2015-02-26行左小腿下段恶性软组织肿瘤扩大切除＋小腿肌瓣转移术，术后X线片见图23-4。

术后病理：（左胫骨远端）高级别骨表面骨肉瘤（图23-5）。

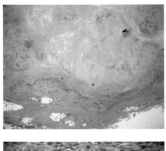

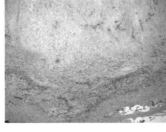
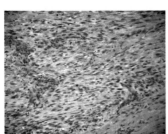
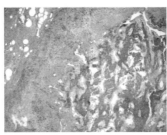
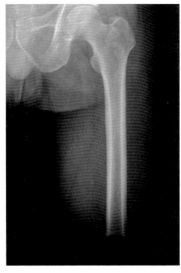

图23-5　术后病理HE染色　　　　图23-6　截肢术后X线片

患者术后进行化疗，化疗期间发现左小腿皮瓣处血运较差，成活概率不大，于2015年3月行左大腿截肢术（图23-6）。术后3个月、6个月、1年、2年、3年定期复查。

左下肢截肢标本病理诊断：左胫骨远端高级别骨表面骨肉瘤肿块切除术后，瘤床软组织内见肿瘤性成骨，局部骨皮质见少量退变的肿瘤细胞及骨样组织；皮肤溃疡伴鳞状上皮假上皮瘤样增生及不典型增生。

截肢术后于2015-03-24、2015-04-09、2015-05-01起予EPI 75 mg d1～2，并予止吐、保护心肌对症治疗。2015-05-20予顺铂60 mg d1，50 mg d2～3化疗。

最后诊断

左胫骨远端高级别骨表面骨肉瘤。

◆ 讨论及评述 ▶▶▶

1. 多学科门诊点评

影像科:老年男性,慢性起病,CT 及 MRI 提示左胫骨远端软组织区成骨病灶,伴明显软组织肿块形成,胫骨远端局部骨皮质不光整,少许骨膜反应,结合穿刺病理见异型梭形细胞增生伴钙化,考虑骨肉瘤可能大,术后病理符合高级别骨表面骨肉瘤。骨表面骨肉瘤,特指起源于骨膜组织和骨表面的一组骨肉瘤,其发病率较低,仅占所有类型骨肉瘤的 4%。有关表面骨肉瘤的命名和分类迄今仍有争论,但 Mayo 肿瘤中心提出皮质旁骨肉瘤(parosteal osteosarcoma,POS)、骨膜骨肉瘤(periosteal osteosarcoma,PERI)和高级别骨表面骨肉瘤(high-grade surface osteosarcoma,HGS)这 3 种亚型的命名和分类方法具有较强的临床实用价值,已被多数学者所接受。PERI 的影像学表现为在骨皮质表面形成兼有溶骨和成骨表现的肿块,肿块与皮质骨接触广泛,放射状骨针和 Codman 三角常见,髓腔受累罕见。而 POS 影像学表现为高密度卵圆形、分叶状病灶,以宽基底附着于骨皮质,一般不见骨膜反应,有纵形围绕骨生长(即包裹形病灶)倾向,在 X 线和 CT 影像片上形成肿瘤与其下皮质骨之间的透亮线状缝隙,即透亮线征的特征性改变。国内对表面骨肉瘤的报道和描述仅限于较常见、治疗相对简单而预后较好的经典 POS 的诊断和治疗,而对 PERI 和 HGS 的报道不多,且三者之间常被相互混淆。

病理科:高级别骨表面骨肉瘤的组织学瘤谱与普通型骨肉瘤是完全相同的,可以是成骨细胞型、成软骨细胞型或成纤维细胞型,或者是多种组织学类型的混合,但所有肿瘤成分都具有高级别的细胞学异型和肿瘤性骨样组织形成。肿瘤细胞多形性明显,核分裂象多见,可见不典型核分裂象,可与低级别的骨旁骨肉瘤鉴别。如果高级别骨表面骨肉瘤以软骨母细胞型骨肉瘤成分为主,可能会与骨膜骨肉瘤混淆,但前者肿瘤细胞的异型性更加明显(Broders 4 级),肿瘤中常有大片间变性梭形细胞肉瘤区域。此外,高级别骨表面骨肉瘤不会出现低级别骨肉瘤成分,可与去分化骨旁骨肉瘤鉴别。

骨肿瘤科与肿瘤内科:患者中老年男性,以左小腿下段肿胀、疼痛、活动受限半年为主诉就诊,结合影像及病理诊断为骨表面骨肉瘤,并进行肿瘤扩大切除 + 皮瓣重建术,术后化疗发现病情进展,遂行截肢术。HGS 是表面骨肉瘤中最少见的亚型,仅占表面骨肉瘤的 8.9%,1964 年由 Francis 等首先发现,好发年龄为 10～30 岁(70%),男性高于女性,好发于股骨,常见临床表现为急骤发病的局部肿痛。HGS 恶性程度高,肿瘤生长快,转移早,预后较差,其远期生存率低于 33%,必须给予包括手术和化疗相结合的综合治疗,影响其预后的主要因素有病理分化程度、治疗是否恰当及肿瘤分期等。而表面骨肉瘤中的 PERI 发病率占 26.4%,发病的年龄范围较广泛,多为青年人,20～30 岁好发,男性略高于女性,胫骨近端是常见发病部位。与 HGS 相比,PERI 的临床病程相对较长,常以无痛性肿块为首发症状,表现为低度至中度恶性肿瘤的过程。恶性程度介于普通骨肉瘤和骨旁骨肉瘤之间。早期正确诊断并结合适当的治疗可明显提高生存率,甚至可达到低度恶性的皮质旁骨肉瘤的生存率。治疗方法首选手术广泛或根治切除整个肿瘤。表面骨肉瘤中最常见的亚型——POS 往往起病较缓慢,临床常表现为质地较硬的肿块,呈无痛性逐渐增大,股骨下后方(腘窝侧)是其特殊的好发部位。作为一个低度恶性的肿瘤,较少发生远隔转移,对放疗或化疗均不敏感,因而治疗以外科手术切除为主,手术的关键是术中应达到广泛性切除。

表面骨肉瘤各亚型之间除发病部位相同外,其临床过程、影像学表现、病理学特点和预后等截然不同,因此治疗方法也不尽相同。在了解各自的特点之后,对其诊断和治疗则相对容易,对于 POS 和 PERI,局部切除范围至关重要;而对于 HGS 则必须与髓内经典骨肉瘤一样采用手术和化疗相结合的综合治疗。临床、影像学和病理学医师对三者的认识程度可能是决定患者预后的直接影响因素。

2. 经验分享

骨表面骨肉瘤,特指起源于骨膜组织和骨表面的一组骨肉瘤,其发病率较低,可分为皮质旁骨肉瘤、骨膜骨肉瘤和高级别骨表面骨肉瘤 3 种类型,生物学行为分别为低度恶性、中度恶性和高度恶性。

高级别骨表面骨肉瘤是表面骨肉瘤中最少见的亚型,在骨肉瘤中占比不到 1%。最好发的部位依次为股骨、胫骨和肱骨,常见于干骺端或骨干至干骺端之间的区域。恶性程度高,预后较差,须给予手术和化疗相结合的综合治疗。

骨膜骨肉瘤好发于股骨和胫骨骨干,常伴有肿胀和(或)疼痛,病程不长,多为数周至数月。恶性程度介于普通骨肉瘤和骨旁骨肉瘤之间,为中度恶性骨肉瘤,以中等分化软骨母细胞型骨肉瘤为主要成分,首选手术广泛或根治切除整个肿瘤。

皮质旁骨肉瘤起病较缓慢,病程常超过 1 年;临床常表现为局部生长缓慢的无痛性肿块。70%发生于股骨远端后侧的表面,因此腘窝上方被称为皮质旁骨肉瘤的经典发生部位。透亮"线征"为其特征影像表现,恶性程度低,较少发生远隔转移,治疗以外科手术切除为主。

(程冬冬 杨庆诚)

参考文献

[1] JELINEK J S, MURPHEY M D, KRANSDORF M J, et al. Parosteal osteosarcoma:Value of MR imaging and CT in the prediction of histologic grade [J]. Radiology,1997,201(3):837 - 842.

[2] RAYMOND A K. Surface osteosarcoma [J]. Clin Orthop Relat Res,1991(270):140 - 148.

[3] OKADA K, UNNI K K, SWEE R G, et al. High grade surface osteosarcoma:a clinicopathologic study of 46 cases [J]. Cancer,1999,85(5):1044 - 1054.

[4] UNNI K K, DAHLIN D C, BEABOUT J W. Periosteal osteogenic sarcoma [J]. Cancer,1976,37(5):2476 - 85.

[5] WHO Classification of Tumors Editorial Board. Soft tissue and bone tumors [M]. 5th ed. Lyon (France):IARC,2020.

病例24 骨巨细胞瘤

主诉

右膝肿胀、阵发性疼痛 4 个月。

◆ **病史摘要** ▶▶▶

患者,女性,21岁。4个月前(2015年5月)无明显诱因下出现右膝肿胀、阵发性疼痛,活动时加重,2015年9月疼痛持续并加重,至校医院就诊,X线片提示右股骨远端、胫骨近端恶性肿瘤可能,建议去三甲医院行CT检查。遂于上海市某医院就诊,X线、CT摄片提示:右胫骨近端、右距骨、右股骨远端及右股骨近端多发骨肿瘤。并于右股骨远端部位予切开活检术,病理(2015-10-14)提示右股骨远端富含巨细胞肿瘤。至上海市某医院病理科会诊,考虑右股骨远端侵袭性骨巨细胞瘤,建议至我院骨肿瘤多学科门诊就诊,并于我院门诊行右股骨远端、胫骨近端穿刺活检术。患者平素体健,无其余不适主诉。

◆ **入院查体** ▶▶▶

右膝局部可见手术切口,伤口无明显渗出。右膝关节、右髋、右踝局部有压痛、肿胀,无活动受限,末梢血运可,无感觉麻木。

◆ **辅助检查** ▶▶▶

(1)实验室检查:神经元特异性烯醇化酶(neuron specific enolase,NSE)18.65 μg/L (0.00~17.00 μg/L)、肝肾功能、电解质(钙磷水平)、血常规、甲状腺功能检查未见异常。

(2)影像学检查:X线片、CT及MRI显示右股骨远端、近端及距骨多发骨肿瘤(图24-1、图24-2)。

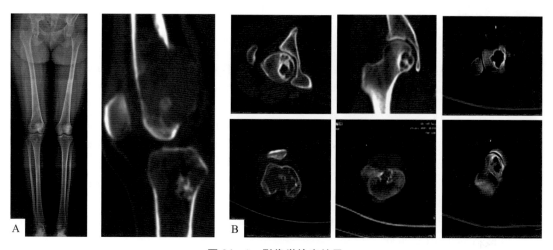

图24-1 影像学检查结果

A.X线片示右股骨近端、右股骨远端、右胫骨近端、右距骨膨胀性、溶骨性骨质破坏,周围伴硬化边;B.CT示各病灶的边界更加清晰,呈膨胀性、溶骨性骨质破坏,边缘硬化;右股骨远端骨质破坏伴软组织肿块形成,肿块向外扩张性生长,骨皮质受压、吸收、变薄,局部骨皮质消失,其内可见少许骨嵴。

(3)穿刺病理。

① 2015-10-14上海新华医院病理检查:右股骨远端富含巨细胞肿瘤,间质细胞生长活跃,易见核分裂象。

② 2015-10-22复旦大学附属肿瘤医院病理科会诊结果:右股骨远端;侵袭性骨巨细胞瘤。

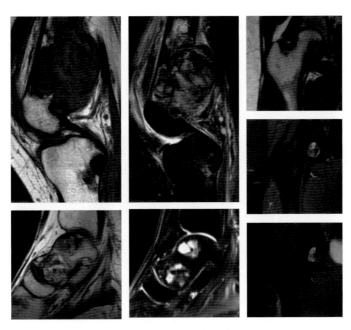

图24-2 MRI 显示右下肢多发团块状异常信号影,信号特点类似,形态不规则,边界尚清,呈 T1WI 低信号,T2WI 不均匀信号,增强扫描后明显强化;右股骨远端病灶局部骨皮质不连续,见软组织肿块形成。周围硬化区域在 T1WI、T2WI 呈低信号

③ 2015-10-30 我院穿刺病理检查:右股骨远端、胫骨近端穿刺结合影像学改变,可符合多骨性骨巨细胞瘤。免疫酶标记结果:CK(-)、EMA(-)、CD31(血管+)、CD34(血管+)、PGM-1(+)、KP-1(+)、Langerlin(-)、S100(-)、CD1a(-)、Ki-67(5%+)、ERG(+)、P63(+)、SMA(-)、CD147(+)。(右距骨)穿刺:镜下见少量破碎的关节面软骨组织伴出血。

初步诊断

右下肢多发骨巨细胞瘤(右股骨近端、股骨远端、胫骨近端、距骨)。

治疗及转归

1. 首次多学科门诊讨论

影像科:患者青年女性。右下肢多发骨膨胀性、偏心性、溶骨性骨质破坏,边界清晰,并可见硬化边,右股骨远端骨质破坏伴软组织肿块形成,肿块向外扩张性生长,骨皮质受压、吸收、变薄。MRI 显示各病变范围更加清晰。首先考虑为右下肢多发骨肿瘤或肿瘤样病变。结合穿刺病理,符合右下肢多发骨巨细胞瘤的诊断。

病理科:患者右下肢多发病灶,影像表现一致,可见溶骨性骨质破坏。右股骨远端、胫骨近端穿刺病灶镜下见富含巨细胞,间质细胞生长活跃,易见核分裂象。结合免疫酶标记结果〔CD31(血管+)、CD34(血管+)、PGM-1(+)、KP-1(+)、Ki-67(5%+)、ERG(+)、P63(+)、CD147(+)等〕,符合右下肢多骨性骨巨细胞瘤诊断。

骨肿瘤科:患者青年女性,临床症状以右膝肿胀、阵发性疼痛为主要表现,结合影像及病理可诊断为右下肢多骨性骨巨细胞瘤。建议使用地诺单抗治疗后再进行手术治疗。

讨论结论:地诺单抗注射治疗,先每周1针,共4针,后每月1针,直到术前。

治疗过程:患者术前于2015-11开始使用地诺单抗注射治疗,先每周1针,共4针,后每月1针,使用半年至术前,共9针。地诺单抗治疗后病灶变化情况如图24-3、图24-4所示。

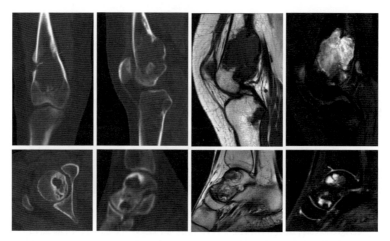

图24-3　地诺单抗治疗后半年,右下肢CT显示右下肢原病灶溶骨性骨质破坏区,边缘明显硬化,右股骨远端肿块较前缩小,提示治疗效果佳,病变趋于稳定

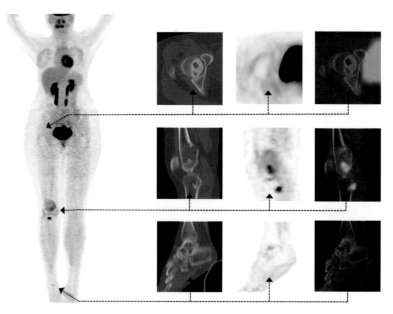

图24-4　地诺单抗治疗后半年,全身18F-FDG PET/CT显示右下肢诸病变骨质硬化明显,符合治疗后骨质硬化表现,破骨细胞活性受抑。右股骨近端、距骨病灶放射性摄取轻度增高,SUVmax分别约1.8、1.5,提示肿瘤得到有效抑制。右股骨远端及右胫骨近端病灶放射性摄取增高,SUVmax分别约4.1、7.2,提示肿瘤仍具活性

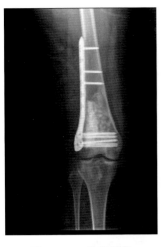

图 24-5　术后 X 线

结合患者影像学表现(图 24-5),地诺单抗治疗后肿瘤控制效果较好,病灶处边缘硬化良好。与患者沟通后建议手术治疗右股骨远端较大的病灶,余病灶随访观察。患者于 2016-05-30 全麻下行右股骨远端病灶刮除＋髂骨植骨内固定术。术后予以双膦酸盐治疗。

2016-05-30 我院术后病理(右股骨远端病灶及周围硬化骨):纤维组织细胞增生伴纤维化及大量反应骨形成,破骨细胞样巨细胞清失,结合临床病史可符合骨巨细胞瘤治疗后改变。大体检查:①右股骨病灶刮除标本,大小 8 cm×6 cm×2.5 cm,灰黄色、部分区域质软,部分区域质硬;②右股骨周围硬化骨,刮除碎骨组织,大小 5 cm×4 cm×1.5 cm,灰红色、质硬。病理诊断:骨巨细胞瘤治疗后改变。

术后 3 个月、6 个月、1 年、2 年、3 年定期复查(图 24-6)。

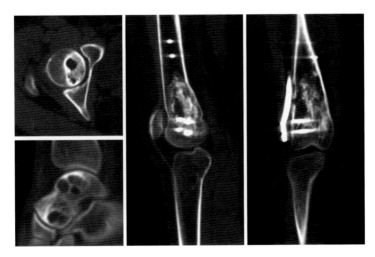

图 24-6　术后 3 年 CT 示右股骨远端内固定中,见成熟反应性骨质增生。右股骨头、右足距骨骨质破坏均较前硬化,以右股骨头为著

最后诊断

右下肢多中心性骨巨细胞瘤(右股骨近端、股骨远端、胫骨近端、距骨)。

讨论及评述

1. 多学科门诊讨论意见

影像科:患者青年女性。右下肢多发骨膨胀性、偏心性、溶骨性骨质破坏,边界清晰,并可见硬化边,伴软组织肿块形成,首先考虑为多发骨肿瘤或肿瘤样病变。病变发生于长骨干骺端及右足距骨,根据年龄、发病部位、病灶的同质性,并结合病理,符合多中心性骨巨细胞瘤(multicentric giant cell tumor,MGCT)诊断,但是否为单发骨巨细胞瘤(giant cell tumor,GCT)转移抑或多中心同时起源尚不明确。MGCT 好发于年轻女性及骨骼尚未发育成熟者,多见于长骨干骺端,尤其是膝关节周围;手足骨也是 MGCT 的相对好发部位。影像学表现与 GCT 相似,显示为边界清晰、偏心性、膨胀性、溶骨性的骨质破坏,一般无骨膜反应,无硬化边,病变横向膨胀发展,具有一定特异性。MRI 多表现为 T1WI 等信号、T2WI 稍高信号,增强扫描后可不同程度强化。99m - Tc MDP 全身骨扫描可显示病灶放射性浓聚,有时病变可表现为周围放射性浓聚、中心放射性缺损,即"甜甜圈"征。[18]F - FDG PET/CT 可用于明确全身病变数量,排除骨转移灶可能,评估肿瘤活性以及长期随访。

本病例鉴别诊断包括甲状旁腺功能亢进骨病(棕色瘤)、多发骨嗜酸性肉芽肿、多发骨纤维异常增殖症、多发骨转移瘤等。因患者钙磷水平正常,影像学并未发现甲状旁腺增生表现,故暂不考虑棕色瘤可能。长骨嗜酸性肉芽肿好发于长骨骨干及干骺端,较少累及骨骺;病灶呈囊状溶骨性骨质破坏,病灶纵径往往大于横径,这点与 MGCT 不同。髓腔可膨胀,骨皮质变薄,有时可形成软组织肿块,伴层状骨膜反应,病灶的长度多大于骨破坏范围,其与MGCT 鉴别诊断具有挑战性,但若出现多系统累及时应考虑嗜酸性肉芽肿可能。该患者虽有甲状腺结节,但[18]F - FDG PET/CT 未发现其余可疑病变,故可排除多发骨转移瘤。多发骨纤维异常增殖症病灶内可见磨玻璃密度影及地图样骨质改变,但本例不符合。本例右股骨近端病灶内见纤细骨嵴、纤维硬化边,提示肿瘤具有纤维骨性或成骨性特点。

病理科:MGCT 与 GCT 的组织学特点无明显差异,镜下主要由单核基质细胞和多核巨细胞组成,二者的数量比例和组织学特点决定了肿瘤的良恶性分级。成纤维细胞和纤维组织细胞也是 MGCT 的主要成分。大量巨细胞及凝固的血细胞将血管管腔分开,这些血管缺乏血管壁和正常的血管特征,周围基质是由成纤维细胞、散在的巨细胞、含铁血黄素构成,有时也可见炎性细胞浸润。

骨肿瘤科及肿瘤内科:本例患者青年女性,右下肢多发骨肿瘤,结合影像与病理资料考虑右下肢多中心性骨巨细胞瘤 MGCT。MGCT 是 GCT 的一种罕见表现形式,在原发骨肿瘤中的发病率不足 GCT 的 1%。临床表现无特异性,常为病变部位的疼痛、肿胀,肿块逐渐发展可影响关节功能,活动受限。好发年龄是 20～45 岁,骨骼尚未发育成熟者也是好发人群。MGCT 好发于长骨干骺端或骨骺-软骨下区域,膝关节周围是好发部位,。若初诊时发现不典型部位,如手足骨巨细胞瘤,应警惕多发病变的可能性。MGCT 分为同时性和异时性两种类型:同时性是指同时发现两处病变或在发现第一处病变的后 6 个月内发现第二处病变;异时性则是两处病变发现时间间隔超过 6 个月。临床上以异时性 MGCT 更为多见。多数异时性 MGCT 发现新发病灶的时间通常在两年内。本病病因尚不完全明确,主要包括直接侵犯、医源性瘤细胞种植转移、良性转移、恶性转移、多中心同时起源等几种假设。MGCT 远处转移概率较低(5%～10%),但较 GCT(1%～2%)略高,多转移到肺部。当发生在手足骨的异时性 MGCT 时,侵袭性可能较 GCT 升高,表现为局部复发,且更易发生病理性骨折。本病具有一定程度的恶变率,可恶变为恶性纤维组织细胞瘤、纤维肉瘤或骨肉瘤。

临床治疗的最初目的是切除病灶,尽可能保留受累骨关节的功能,最佳手术方式是病灶内刮除及骨水泥填充术,能有效杀伤肿瘤细胞、降低复发率。手术方式和范围影响局部复发率,但近关节处的扩大治疗会影响关节功能,需权衡利弊。放疗效果不佳,但可用于手术无法切除或刮骨和植骨后仍伴有软组织累及病灶的替代治疗。多次局部复发或放疗可增加恶变的风险。连续性血管介入栓塞也是治疗手段之一。近几年,地诺单抗获批用于治疗局部复发、转移、手术无法切除的MGCT。长期使用地诺单抗可能会引起非典型应力性骨折、颌骨坏死、周围神经病变、皮疹、低磷血症等。地诺单抗停药与肿瘤复发率具有一定正相关性,目前尚无用法的相关指南。有文献指出,单独术前使用地诺单抗可能会增加局部复发率,但术前术后联合使用对复发无差异。正确的诊断需要结合临床及影像学检查,病理诊断是确诊 MGCT 的金标准。

2. 经验分享

(1) MGCT 是 GCT 的一种罕见形式,病因不明。

(2) MGCT 好发于年轻女性和骨骼发育不成熟者,多见于长骨干骺端,尤其是膝关节周围,也可见于手足骨。

(3) 临床上分为同时性和异时性两种类型。

(4) 影像学表现与单发 GCT 类似,但部分病灶可见硬化。

(5) MRI 是显示病变范围的最佳检查,PET/CT 以及骨扫描可以对其进行全身评估及疗效评价,推荐用于初治以及治疗后患者的检查与随访。

(6) 手术切除及植骨是最佳治疗方式,手术方式及范围会影响预后,地诺单抗最新获批用于治疗 MGCT。

(程冬冬　杨庆诚)

参考文献

[1] WIRBEL R,BLÜMLER F,LOMMEL D,et al. Multicentric giant cell tumor of bone:synchronous and metachronous presentation [J]. Case Rep Orthop,2013,2013:756723.

[2] GHOSTINE B,SEBAALY A,GHANEM I. Multifocal metachronous giant cell tumor:case report and review of the literature [J]. Case Rep Med,2014,2014:678035.

[3] VANGALA N,UPPIN S G,AYESHA S M,et al. Metachronous multicentric giant cell tumour of bone [J]. Skeletal Radiol,2018,47(11):1559-1566.

[4] POUDEL R R,VERMA V,TIWARI A. Multicentric Giant Cell Tumor(GCT)of bone treated with denosumab alone:A report of two cases [J]. J Clin Orthop Trauma,2019,10(6):1050-1053.

[5] LIU C,TANG Y,LI M,et al. Clinical characteristics and prognoses of six patients with multicentric giant cell tumor of the bone [J]. Oncotarget,2016,7(50):83795-83805.

[6] CHEN X,LI H,ZHU S,et al. Pre-operative denosumab is associated with higher risk of local recurrence in giant cell tumor of bone:a systematic review and meta-analysis [J]. BMC Musculoskelet Disord,2020,21(1):256.

[7] GIESCHE J P,VON BAER A,BREINING T,et al. H3F3A mutated multicentric giant cell tumor of bone:A very rare primary bone disease [J]. Pathologe,2018,39(5):451-456.

[8] 刘杰,贾世军.骨嗜酸性肉芽肿的影像学分析[J].中国 CT 和 MRI 杂志,2020,18(8),153-155.

病例25　软骨母细胞瘤

主诉

右肱骨近端疼痛 10 个月。

患者,女性,20岁。2017年9月无诱因下出现右肱骨近端疼痛,活动受限,当地未明确诊断。2018年7月我院X线及CT检查示:右肱骨近端软骨源性肿瘤,恶变可能。MRI示:右肱骨近端骨质破坏伴软组织肿块形成,恶性肿瘤性病变可能。

右上臂未见明显肿胀,无明显压痛,皮温不高,血运及感觉可,活动有明显受限。

X线片及CT示:右肱骨近端偏心性溶骨性骨质破坏(图25-1)。MRI示:右肱骨近端骨质破坏伴软组织肿块形成(图25-2、图25-3)。ECT示:右肱骨近端骨形膨胀伴放射性浓聚(图25-4)。

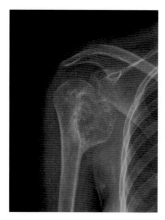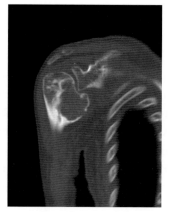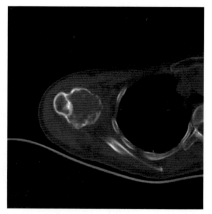

图25-1 (2018-07-30)右肱骨X线、CT检查示:右肱骨近端偏心性溶骨性骨质破坏,局部骨皮质变薄、中断,边缘硬化,病灶内可见点片状、半环状钙化

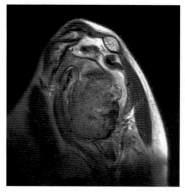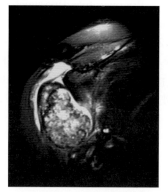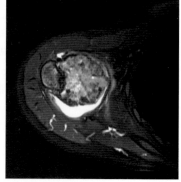

图25-2 (2018-07-30)右肱骨MRI示:右肱骨近端骨质破坏伴软组织肿块形成,呈T1WI稍高、PDW高信号

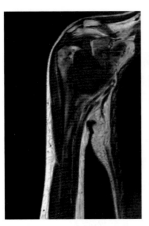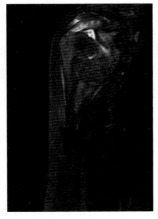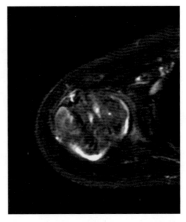

图 25-3　(2018-8-20)右肱骨近端 MRI 平扫示:右肱近端骨质破坏伴软组织肿块形成,结合病理,符合软骨母细胞瘤表现

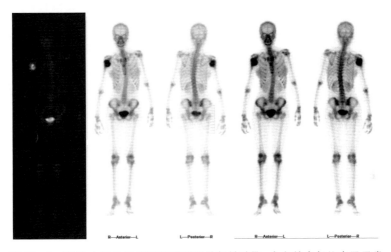

图 25-4　ECT:右肱骨近端骨形膨胀伴放射性浓聚,全身其余部位未见异常

初步诊断

右肱骨近端软骨源性肿瘤,恶变可能。

治疗及转归

1. 首次多学科门诊讨论

影像科:患者,青年女性,慢性病程。影像学检查提示:右肱骨近端偏心性溶骨性骨质破坏,局部骨皮质变薄、中断、边缘硬化,病灶内可见点片状、半环状钙化。考虑软骨源性病变,软骨母细胞瘤、透明细胞软骨肉瘤均有可能,建议穿刺活检明确病理。

骨肿瘤科:本例患者结合临床表现及影像学检查,考虑软骨母细胞瘤可能,并伴有软组织肿块形成,为进一步明确诊断,建议患者穿刺活检,等待病理结果后考虑进一步治疗方案。

讨论结论:建议患者穿刺活检明确病理后进一步治疗。

完善穿刺活检,穿刺活检病理示:(右肱骨近端)结合影像学改变,符合软骨母细胞瘤。

免疫组化结果:CK(+),EMA(−),S100(+),S0X9(+),Ki−67(5%+)。

2. 多学科门诊第二次讨论

影像科:该患者右肱骨 X 线、CT 检查结果示右肱骨近端偏心性溶骨性骨质破坏,病灶内可见高密度片絮影,伴有软组织肿块,提示病变具有一定侵袭性。补充的全身骨显像提示右肱骨近端浓聚。结合患者年龄、部位及影像学表现可考虑软骨源性病变,软骨母细胞瘤可能。

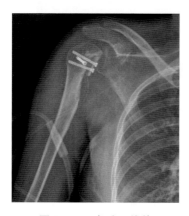

图 25-5　术后 X 线片

右肱骨近端术区骨质缺损,未见肿瘤复发征象。

病理科:该例患者穿刺病理可见增生的成软骨细胞,细胞边界清楚,可见核沟;并见散在破骨细胞样巨细胞和粉红色软骨基质;结合影像学表现,符合软骨母细胞瘤。

骨肿瘤科及肿瘤内科:根据影像学及病理学分析,可诊断该患者为软骨母细胞瘤,建议手术切除病灶。

讨论结论:建议患者手术治疗。

治疗过程:患者入院后完善相关检查,于 2018 − 08 − 27 行右肱骨病损切除 + 髂骨植骨内固定术(图 25 − 5)。

术后病理:(右肱骨病灶)结合影像学表现,符合软骨母细胞瘤。

术后 3 个月、6 个月、1 年、2 年、3 年定期复查。

最终诊断

右肱骨近端软骨母细胞瘤。

讨论及评述

1. 多学科门诊讨论

影像科:患者,青年女性,慢性病程,以右肱骨近端疼痛、活动受限 1 年为主诉就诊。根据临床表现、影像学表现及病理结果可诊断为软骨母细胞瘤。典型软骨母细胞瘤 X 线表现为长骨骨骺圆形、椭圆形偏心性溶骨性地图样骨质破坏,少见跨越骺板向干骺端发展,部分病灶边缘呈分叶状、多房或皂泡状,多数边缘整齐,有不同程度的边缘硬化,相邻骨质可变薄,可有良性骨膜反应,如肿瘤侵犯骨皮质,可形成软组织肿块;位于扁骨及不规则骨者,常呈类圆形溶骨性骨质破坏,边缘可有硬化;位于短管状骨或窄细长管状骨如腓骨者,常呈中心性骨质破坏,易有膨胀性改变。CT 扫描除能显示 X 线平片所见征象外,病灶内部结构显示得更清晰,对瘤内钙化、分隔、骨膜反应、骨皮质破坏、边缘硬化等的检出均优于 X 线片。另外,CT 扫描还可发现继发动脉瘤样骨囊肿的成分。软骨母细胞瘤在 MRI 显像中常表现为 T1WI 低信号;因兼有软骨基质及骨化,T2WI 信号常降低,为由低到高的不均匀信号,病灶内软骨组织及关节积液呈高信号,钙化呈低信号。MRI 能很好地显示肿瘤破入软组织后的大小及范围。增强扫描后病灶不均匀强化,可呈现软骨源性病变典型的间隔强化。相当部分病例缺乏特征性影像学表现,与相似病变的鉴别有一定难度。

软骨母细胞瘤的鉴别诊断包括:①骨巨细胞瘤,常见于 20～40 岁患者,而软骨母细胞瘤患者多小于 25 岁;骨巨细胞瘤多发生于干骺端愈合后的骨端,骨破坏区膨胀较明显,周围无明显硬化边,其内无钙化。②内生软骨瘤,发病高峰年龄段为 20～40 岁,虽然骨破坏区内常见钙化,但多见于成人短管状骨,周围少有广泛水肿信号。发生于长骨者,病变多位于干骺端并向骨干方向发展。③软骨黏液样纤维瘤,发生于干骺端。偏心性囊状扩张明显,常为多房状,房隔粗厚呈"蜂窝状",少见钙化,近骨干侧皮质显著增厚。④骨骺、干骺端结核,病灶多位于骨骺或跨干骺端,病变多较小且无膨胀,一般无硬化边及骨膜反应,周围软组织肿胀,病灶内的钙化常密度较高,也可见细小死骨,邻近骨质常有骨质疏松及关节间隙变窄。⑤软骨肉瘤,多见于中老年患者,多位于骨盆或长管状骨干骺端,病灶呈溶骨性破坏,边缘模糊,软组织肿块较大,边界不清。MRI 上易出现短 T1 出血信号。

病理科:软骨母细胞瘤是一种由成软骨细胞(软骨母细胞)、软骨样基质及散在破骨细胞样多核巨细胞构成的原发性良性骨肿瘤。肿瘤的主要成分为增生的成软骨细胞,其特征为体积较小的卵圆形核,有核纵沟,胞质淡粉红色或透明,细胞边界清晰。破骨细胞样巨细胞散在于整个肿瘤内,在出血坏死灶附近尤为集中。诊断软骨母细胞瘤除了上述两种细胞成分以外,还需有粉红色的软骨基质或灶性钙化。特征性的窗格样钙化呈线性围绕每个细胞,使成软骨细胞的界限更加清楚,但仅见于约 1/3 的病例,并不是诊断的必备条件。肿瘤内常可见继发性动脉瘤样骨囊肿形成。软骨母细胞瘤常伴有 17 号染色体 *H3F3B* 基因 K36M 的突变,抗 H3F3 K36M 抗体免疫标记在超过 96% 的病例显示弥漫性核阳性,对软骨母细胞的诊断具有非常高的特异性。此外,*Sox9*、*S100*、*cytokeratin* 和 *DOG1*,虽然不特异,但也可局灶阳性表达。

骨肿瘤科及肿瘤内科:本例患者诊断为软骨母细胞瘤。软骨母细胞瘤又称成软骨细胞瘤,是一种少见的软骨源性肿瘤,起源于成软骨细胞或成软骨性结缔组织,多数起源于青少年长管状骨。1993 年,WHO 将本病分为软骨母细胞瘤及恶性软骨母细胞瘤,而根据 2020第 5 版 WHO 骨与软组织肿瘤分类,该病归属于软骨源性良性肿瘤,虽属良性肿瘤,但本病有侵袭性生长及复发、转移等组织学特性和生物学行为,5～25 岁好发,可发生在 6 个月至67 岁的任何年龄,男女比例约 2：1,骺线闭合前发生在骨骺,闭合后发生在骨端,好发部位为长骨骨骺,其中胫骨近端、股骨两端和肱骨近端最为常见。本病发病缓慢,表现为局部疼痛,肿胀,关节积液或功能障碍,有时可见滑膜增厚。本病虽属少见骨肿瘤,但其有常见发病年龄段和好发部位,结合 X 线片、CT 及 MRI 表现,一般能做出正确诊断,但应注意与骨巨细胞瘤、内生软骨瘤、软骨黏液样纤维瘤等疾病相鉴别。治疗主要以手术为主,大多数病例可做刮除或刮除植骨,少数骨皮质破坏和软组织浸润的肿瘤,可做局部切除手术,术后不必放疗,以免诱发放疗后肉瘤变。目前也无足够的证据证明化疗对肿瘤有改善疗效的功能,绝大多数软骨母细胞瘤在经过适当治疗后都能治愈,个别侵袭性软骨母细胞瘤患者由于复发和局部广泛浸润,最后可能死于肿瘤,但十分少见,要注意与软骨母细胞瘤样骨肉瘤进行鉴别。

2. 经验分享

2020 年第 5 版 WHO 骨和软组织肿瘤分类中,软骨母细胞瘤被定义为一种良性软骨源性肿瘤,但 ICD - O 编码为 1,说明该肿瘤具有侵袭性生长及复发、转移等组织学特性和生物学行为。该病具有以下特征:

(1) 病发病缓慢,表现为局部疼痛、肿胀、关节积液或功能障碍。

(2) 5～25 岁好发,常发于长骨骨骺或骨突,影像学表现为长骨骨骺偏心性溶骨性骨质破坏,部分边缘呈分叶状、多房状,多有边缘硬化,其内常见斑点状、片状钙化,可有良性骨膜反应及软组织肿块,增强扫描可见间隔强化。

（3）需要与骨巨细胞瘤、内生软骨瘤、软骨黏液样纤维瘤、透明细胞软骨肉瘤和软骨母细胞瘤样骨肉瘤等疾病鉴别。

（程冬冬　杨庆诚）

参考文献

［1］徐福欣,王静静,徐高峰,等.软骨母细胞瘤的影像诊断和鉴别诊断［J］.实用放射学杂志,2009,25(9):1368-1370.

［2］KURT A M, UNNI K K, SIM F H, et al. Chondroblastoma of bone［J］. Human pathology, 1989,20(10):965-976.

［3］SUNEJA R, GRIMER R J, BELTHUR M, et al. Chondroblastoma of bone: long-term results and functional outcome after intralesional curettage［J］. J Bone Joint Surg Br, 2005,87(7):974-978.

［4］KAIM A H, HÜGLI R, BONéL H M, et al. Chondroblastoma and clear cell chondrosarcoma: radiological and MRI characteristics with histopathological correlation［J］. Skeletal Radiol, 2002,31(2):88-95.

［5］TURCOTTE R E, KURT A M, SIM F H, et al. Chondroblastoma［J］. Human pathology, 1993,24(9):944-949.

［6］杨世垲,王皖,王武,等.软骨母细胞瘤的影像诊断［J］.中国医学计算机成像杂志,2004,10(3):182-186.

［7］于爱红,顾祥,屈辉,等.软骨母细胞瘤的 CT 诊断和鉴别诊断［J］.中国医学影像技术,2010,26(6):1137-1139.

病例26 转移性甲状腺滤泡癌

主诉

举重物后右侧锁骨疼痛 3 个月。

病史摘要

患者,女性,44 岁。2014 年 9 月患者因举重物后出现右侧锁骨疼痛,查 CT、MRI 示:右锁骨中段病灶,可见骨质破坏,局部骨皮质中断,转移待排。患者未继续诊治。3 个月后患者于用力后再次出现右侧锁骨疼痛伴肿胀,右上肢活动受限,查 X 线片示:右锁骨病理性骨折。

患者于 2009 年 9 月因右甲状腺肿块于外院行右甲状腺次全切除,术后病理示甲状腺腺瘤。甲状腺手术切片重新在我院病理科阅片示:右甲状腺滤泡癌(包膜浸润型)。

入院查体

右锁骨中段可扪及 2 cm×2 cm 肿块,质硬,边界尚清,有压痛,周围皮肤血供良好,右上肢活动受限。颈部可见手术瘢痕。

辅助检查

X线片、CT及MRI检查结果见图26-1。

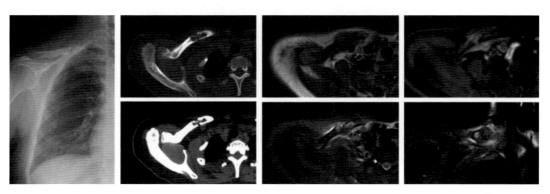

图26-1 X线片、CT及MRI检查结果

A. X线片示右锁骨病理性骨折;B. CT示右侧锁骨局灶性溶骨性骨质破坏,无骨膜反应,见软组织肿块形成;C.病灶在MRI T1WI相为等信号,T2压脂上为不均匀高信号,增强扫描后明显强化,整体病变显示范围更加清晰。

初步诊断

甲状腺滤泡癌,右侧锁骨骨转移。

治疗及转归

1. 首次多学科门诊讨论

影像科:患者为中年女性,右锁骨中段病理性骨折,局灶性溶骨性骨质破坏,有软组织肿块形成,骨扫描提示右锁骨中段局部骨代谢异常活跃。综合影像学资料提示右锁骨恶性肿瘤,转移瘤可能大,结合患者右侧甲状腺腺瘤病史,考虑到甲状腺腺瘤与微浸润滤泡癌病理鉴别诊断较困难,不能除外甲状腺滤泡癌转移可能性,建议进一步结合甲状腺球蛋白及原始病理切片会诊明确。

病理科:患者既往右侧甲状腺腺瘤病史,2009年行右甲状腺次全切术。我院会诊意见:右甲状腺滤泡癌(包膜浸润型)。现患者右锁骨中段病灶,结合影像学检查,首先考虑甲状腺滤泡癌骨转移,可行穿刺或手术切除后进一步明确诊断。

骨肿瘤科:患者活动后出现右锁骨区疼痛,既往右侧甲状腺腺瘤手术史,结合患者影像学及病理学资料,考虑患者右甲状腺癌骨转移可能性大。现患者右锁骨出现病理性骨折,症状明显,右上肢活动受限,建议行手术治疗及术后病理进一步明确诊断。

讨论结论:建议完善术前检查,行手术治疗。

2. 治疗过程

患者于2014-12-02收治入院,完善血管超声:①右侧锁骨下动静脉位于肿块内下方,关系不密切,血管未见明显压迫;②两上肢静脉未见栓塞表现。患者于全麻下行右侧锁骨骨肿瘤切除术,术后X线片见图26-2。

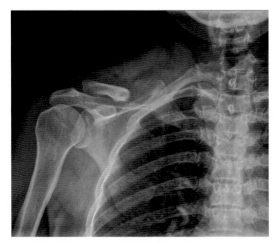

图 26 - 2　术后 X 线片,右侧锁骨中段及内侧 1/3 段切除术后

术后病理结果:(右锁骨中段)HE 镜下病灶髓腔内可见甲状腺滤泡癌细胞转移(图 26 - 3)。肿瘤组织免疫酶标记结果:TTF - 1(＋)、TG(＋)、CK7(＋)、CK(小灶＋)。结合患者 5 年前右侧甲状腺滤泡性肿瘤的病理切片,可诊断为右锁骨中段转移性甲状腺滤泡癌。

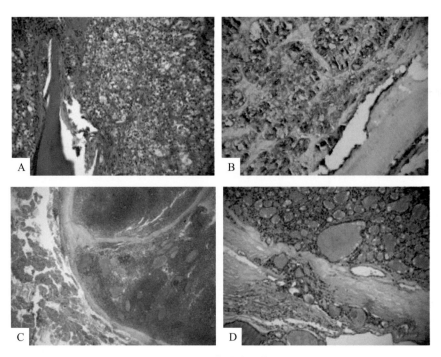

图 26 - 3　术后病理结果

A.锁骨髓腔内甲状腺滤泡癌转移;B.免疫标记显示滤泡上皮甲状腺球蛋白(TG)阳性;C.右侧甲状腺滤泡性肿瘤切片低倍镜下显示包膜纤维性增厚,部分区域滤泡上皮呈实性结构;D.中倍镜显示滤泡上皮侵犯并穿透肿瘤包膜。

3. 随访

术后 3 个月、6 个月、1 年、2 年、3 年定期复查。

随访期间,2015-02-02 患者于我院普外科行左侧甲状腺全切＋残留右甲状腺切除＋双侧喉返神经探查＋左侧Ⅲ、Ⅳ区淋巴结清扫。术后病理提示双侧甲状腺滤泡上皮结节样增生,未见肿瘤残留。2015-05-06 于我院核医学科予 100 mCi 碘-131 清甲治疗。治疗前甲状腺球蛋白 3.58 ng/ml。治疗后碘扫描提示残甲摄碘。碘-131 治疗后患者服用左甲状腺素钠片 125 μg/d 替代抑制治疗,定期核医学科随访(图 26-4)。

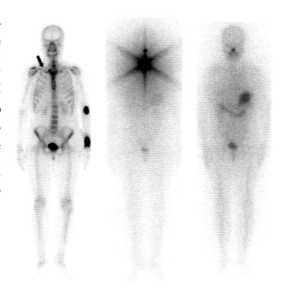

骨扫描(2015.5) 碘扫描(2015.5) 碘扫描(2015.10)

图 26-4 全身骨扫描示右侧锁骨中段局灶放射性摄取缺损,邻近骨质放射性摄取稍增高,符合切除术后改变合并邻近轻度反应性骨质增生。第一次治疗后碘扫描提示残留甲状腺摄碘,右锁骨转移灶无摄碘,提示转移灶切除干净。第二次碘治疗后全身未见异常碘摄取

最终诊断

甲状腺滤泡癌,右锁骨转移。

讨论及评述

1. 多学科门诊点评

影像科:本例患者为中年女性,影像学检查示右侧锁骨孤立性不规则囊状骨质破坏区,伴病理性骨折,无骨膜反应,并伴软组织肿块形成,符合骨肿瘤病变的影像学特征。发生于锁骨的肿瘤性病变临床少见,其中又以转移瘤相对多见。原发性锁骨肿瘤和肿瘤样病变约占全部骨肿瘤的 1%,且种类较多。恶性肿瘤主要包括骨肉瘤、软骨肉瘤、尤文肉瘤和淋巴瘤等,占锁骨肿瘤一半以上;良性肿瘤如骨瘤、骨软骨瘤病、血管瘤和巨细胞瘤等所占比例较小,锁骨远段易发生软骨黏液样纤维瘤;肿瘤样变主要包括嗜酸细胞肉芽肿、致密性骨炎等。本例患者结合既往甲状腺滤泡癌病史,诊断不难。

病理科:该患者 5 年前行甲状腺微浸润性滤泡癌切除手术,现发现右锁骨孤立性病灶,根据影像学表现,高度怀疑转移瘤,病灶切除术后病理见髓腔内甲状腺滤泡癌转移,免疫组化显示滤泡上皮甲状腺球蛋白阳性,结合患者 5 年前甲状腺瘤切片病理表现,可诊断为甲状腺滤泡癌右锁骨骨转移。甲状腺微浸润性滤泡癌常常会被病理医师误诊为良性或者中间型滤泡性肿瘤,若干年后转移了才确诊是滤泡癌。

骨肿瘤科与肿瘤内科:该患者以活动后右锁骨区疼痛为主要症状,伴发病理性骨折而就诊,追问病史发现既往有右侧甲状腺肿瘤手术史,结合影像及病理结果,最终考虑甲状腺滤泡癌右锁骨骨转移。近年来分化型甲状腺癌发病率逐渐升高,其中滤泡型甲状腺癌占分化型甲状腺癌的 15%～20%,占所有甲状腺癌的 6%～10%。甲状腺滤泡癌以血行远处转移为主,最常见部位是骨、肺、脑和肝。甲状腺滤泡癌初始治疗常以外科手术干预为主。根据甲状腺癌复发危险分层,决定患者是否需要联合碘-131 辅助治疗。甲状腺全切患者需长期口服甲状腺激素替代抑制治疗。部分骨转移患者若发生骨不良事件,可予以病灶切除或骨水泥治疗。双膦酸盐也是治疗的手段之一。随访主要依赖甲状腺超声、血清甲状腺功能、特

异性甲状腺球蛋白水平等。

2. 经验分享

（1）甲状腺滤泡癌是分化型甲状腺癌的一种类型，占分化型甲状腺癌的 15%～20%，占所有甲状腺癌的 6%～10%。

（2）甲状腺滤泡癌以血行转移为主，淋巴结转移少见。

（3）甲状腺滤泡癌的诊断是以显微镜下见到肿瘤穿透或侵犯包膜血管为标准，如果肿瘤取材不规范，包膜、血管浸润有一定主观性，若判断有误，容易误诊或漏诊；也有部分患者以骨转移后发生病理性骨折为首发症状。

（4）治疗方法主要包括手术切除、术后碘-131 治疗、促甲状腺激素抑制治疗。

（5）随访主要以依赖颈部超声、甲状腺球蛋白水平等。

（程冬冬）

参考文献

［1］ REN K，WU S，SHI X，et al. Primary clavicle tumors and tumorous lesions：a review of 206 cases in East Asia［J］. Arch Orthop Trauma Surg，2012，132，883 - 889.

［2］ HAUGEN B R，ALEXANDER E K，BIBLE K C，et al. 2015 American Thyroid Association management guidelines for adult patients with thyroid nodules and differentiated thyroid cancer：the American Thyroid Association guidelines task force on thyroid nodules and differentiated thyroid cancer［J］. Thyroid，2016，26（1）：1 - 133.

［3］ QIU Z L，SHEN C T，SUN Z K，et al. Distant metastases from pathologically proven benign follicular nodules of the thyroid：clinicopathological features and predictors of long-term survival［J］. Endocrine，2020，69（1）：113 - 125.

第九章

小儿骨科相关病例

病例27 左侧 Perthes 病

主诉

左髋关节疼痛不适半年余。

病史摘要

患者,男性,9岁,学生。患者于半年前出现左膝关节疼痛,至当地医院就诊,予以膝关节摄片检查未发现异常改变。后逐渐出现左髋关节疼痛不适,逐渐加重,并伴有髋关节活动受限,当地医院拍片诊断为股骨头缺血坏死,家属为了进一步治疗,遂来我院门诊就诊,为进一步诊治而收入病房。患者自发病以来,痛苦表情,无发热、咳嗽等,二便正常,生命体征平稳。

既往史:无特殊。

入院查体

T 36.5℃,P 72次/分,R 18次/分,BP 100/70 mmHg。神清,气平,精神可,对答切题。

专科检查:左髋关节轻压痛,外展外旋活动轻度受限,"4"字试验(+),膝踝关节活动可,末梢血运感觉可。

辅助检查

(1) 实验室检查:正常。

(2) 其他辅助检查:骨盆正位+蛙位片显示左侧股骨头骨骺破坏,变为凹凸不平(图27-1)。

初步诊断

左侧 Perthes 病。

治疗及转归

此患儿股骨头塌陷严重,变得扁平,单纯股骨近端截骨不能使股骨头得到很好的包容,且发病年龄较大,Salter 截骨已经不适用。因此我们采用了 PFO+骨盆三联截骨术来使股骨头得到很好的包容(图 27-2)。

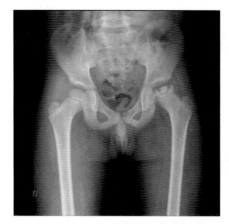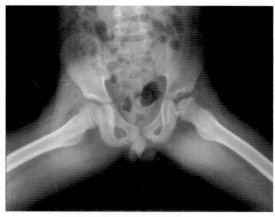

图 27-1 患儿术前骨盆正位+蛙位片:左侧股骨头骨骺破坏,变为凹凸不平

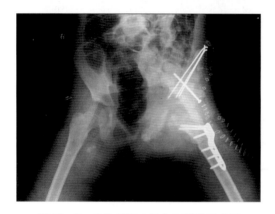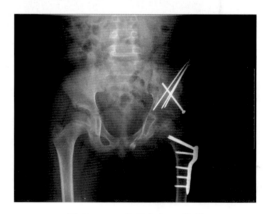

图 27-2 患儿 PFO+骨盆三联截骨术后　　　　图 27-3 术后半年 X 线片

患者术后采用支具固定 6 周,后改用下肢牵引功能锻炼;术后 4 个月开始负重行走,平时避免剧烈的跑跳运动。随访过程中可以看到,股骨头逐渐塑形。5 年随访(图 27-3~图 27-6)可以看到左侧髋关节恢复到了 Stulberg 1 型,关节功能得到了完全的恢复,患者获得了良好的治疗。

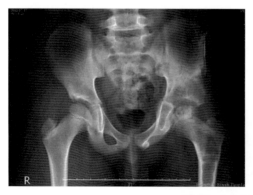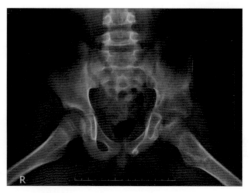

图 27-4 术后 1 年 X 线片

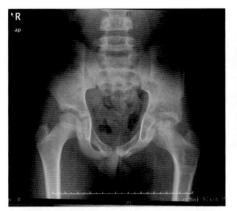
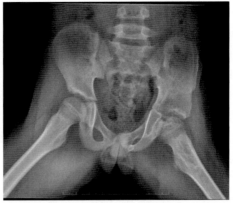

图 27-5 术后 2 年 X 线片

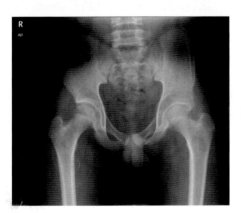
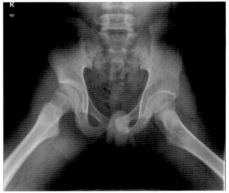

图 27-6 术后 5 年 X 线片

最后诊断

左侧 Perthes 病。

讨论及评述

1. Perthes 病的分型

Perthes 病的分型很多,应用较为广泛的分型主要有:按照疾病分期的病程分期（Waldenstrom 病程分期）;按照股骨头受累程度的病理分期（Catterall 分型）;按照股骨头外侧柱高度的病理分期（Herring 分型）,这种分型目前被认为与判断疾病的预后关系最为密切。另外,骨成熟后可依据股骨头和髋臼变形程度及相互关系分型（Stulberg 分型）,此分型通常用于评价治疗的效果。

（1）Waldenstrom 病程分期（图 27-7）:

根据 Perthes 病的 X 线片表现,Perthes 病可以被分为 4 期,分别是缺血期（initial stage）、碎裂期（fragmentation stage）、修复期（reossification stage）和愈合期（healed stage）。

缺血期:为该病的早期表现,X 线片上表现为股骨头骨骺因为缺血而停止生长,密度增高。受累股骨头与健侧相比有轻微缩小,关节间隙因为滑膜炎而有所增宽。骨骺生长板不规则生长,干骺端出现透亮区。

碎裂期:主要表现为股骨头骨骺出现碎裂,碎裂的骨骺密度增加,形似死骨,软骨下骨折样改变,股骨头出现明显的塌陷。

修复期:在碎裂塌陷的股骨头骨骺中出现新生骨的影像,碎裂区域逐渐被新生骨替代,股骨头骨骺形态上不再继续塌陷,轮廓逐渐清晰。

愈合期:骨形态改变逐渐恢复,股骨头骨骺高度也开始恢复,骨小梁排列逐步规则。股骨头形态表现为最终的残余畸形。

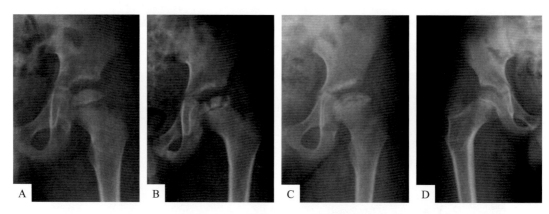

图 27 - 7　Waldenstrom 病程分期

A.缺血期,股骨头骨骺密度增高,形态缩小,可以看见干骺端外侧出现透亮区;B.碎裂期,中部股骨头骨骺出现碎裂,形似死骨;C.恢复期,股骨头可见新骨生成,股骨头轮廓完整;D.愈合期,股骨头高度出现恢复,骨小梁排列趋于规则。

(2) Catterall 分型:

Catterall 分型在 1971 年被提出,曾经得到广泛的使用,在儿童股骨头缺血性坏死(Legg-Calve-Perthes disease,LCPD)疾病认识史上被誉为里程碑式的事件。根据患者髋关节正位和侧位放射摄片来评估股骨头骨骺受累程度,将 LCPD 分为 4 型。

Catterall Ⅰ型:病变仅限于股骨头骨骺前部,并未发生塌陷。

Catterall Ⅱ型:在前组早期的吸收之后,股骨头骨骺前部更多的区域受累,股骨头坏死的范围小于 50%。

Catterall Ⅲ型:在这一组中,股骨头骨骺的坏死范围进一步扩大,受累程度达到约 75%。

Catterall Ⅳ型:整个股骨头均出现坏死和塌陷,股骨头变扁,随着骨骺向前和向后移位,形成类似蘑菇样的股骨头。

同时,Catterall 在大量研究的基础上,引入了"股骨头危象"这个与疾病临床转归和预后有着密切关系的概念,提高了其分期对预测判断的准确性。股骨头危象的临床表现包括:①股骨头向外侧脱位;②股骨头骨骺外侧的斑点状钙化;③干骺端弥散性反应(干骺端囊性变);④水平状骺板;⑤Gage 征,即在骨骺外侧和相邻的干骺端出现 V 形密度减低区。上述表现可单一出现,也可以联合出现。如果在疾病期早期出现股骨头危象,往往预示着该患者的预后不佳。

（3）Herring 分型：

Herring 分型于 1992 年被提出，也称"外侧柱分型"。因其与疾病预后有密切关系，可以预测和指导治疗，是目前最为流行的分型方法。Herring 分型主要采用髋关节正位摄片，将股骨头纵向分为 3 个部分，分别为外侧柱（15%～30%）、中间柱（50%）和内侧柱（20%～35%），通过观测外侧柱受累程度将该病分为 4 型（图 27-8）。

Herring A 型：外侧柱未受累。

Herring B 型：外侧柱受累，其压缩塌陷程度低于正常外侧柱 50%。

v B/C 型：指外侧柱受累介于 B 型和 C 型之间，包括：①外侧柱很狭窄（2～3 mm），塌陷小于股骨头正常高度 50%；②外侧柱仅剩小部分骨片，塌陷小于等于股骨头正常高度 50%；③与中间柱相比，塌陷至股骨头正常高度的 50%。

Herring C 型：外侧柱受累，其压缩塌陷程度大于正常外侧柱 50%。

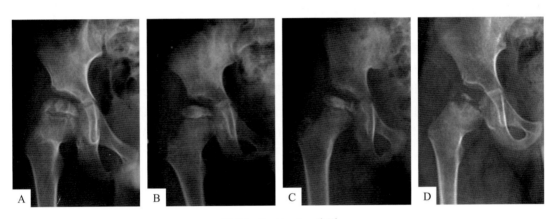

图 27-8　Herring 分型

A. Herring A 型，外侧柱未受累；B. Herring B 型，外侧柱受累高度不超过 50%；C. Herring B/C 型，介于 Herring B 型和 Herring C 型之间；D. Herring C 型，外侧柱塌陷大于 50%。

（4）Stulberg 分型：

Stulberg 分型发表于 1981 年，是一种针对骨成熟后髋关节形态结构的分类，用于评价 Perthes 病等髋关节疾病在成年后的形态学结构，从而评判髋关节的预后和功能情况。

Stulberg 1 型：正常髋关节，指股骨头为圆形且与髋臼相匹配。

Stulberg 2 型：股骨头呈圆形，在髋关节正位片和侧位片与髋臼呈同心状，但存在股骨头膨大、股骨颈短缩或髋臼陡峭。

Stulberg 3 型：股骨头呈卵圆形、蘑菇形或伞形，但不扁平，股骨头和髋臼间呈现大于 2 mm 的偏移。

Stulberg 4 型：股骨头扁平，股骨头负重区存在大于 1 cm 的扁平，髋臼也呈扁平状。

Stulberg 5 型：股骨头扁平塌陷，但髋臼并不扁平。虽然髋关节的伸屈基本正常，但旋转明显受限，尤其是患肢通常处于极度外旋位，以适应所剩圆形股骨头部与髋臼的活动。

根据该患儿的骨盆正位及蛙位片，其处于 Waldenstrom 病程分期中的碎裂期，Catterall 分型为Ⅲ型，Herring 分型为 B/C 型。根据目前的分型，股骨头坏死受累面积较大，已经发生了较严重的塌陷，有半脱位的趋势，且患儿年龄较大，自我塑形潜力有限，给治疗带来了严峻的挑战。

2. 治疗

Perthes 病的治疗方法众多,争议巨大,大致可分为保守治疗和手术治疗两大类。另外,按照治疗原理也可分为"病因"治疗和姑息治疗,前者包括减轻关节血管压力、恢复及增加股骨头血供等,后者主要以维持头臼匹配并期望通过股骨头自身生物性重塑来达到治疗目的。然而,除了姑息性的"包容"治疗方法外,其他治疗方法尚未获得足够的临床循证医学证据支持。在病例选择上多从两方面进行考虑,即患者年龄和病情严重程度。

临床上对 Perthes 病严重程度及预后的分类方法有多种,目前应用较广的主要有 3 种:Waldenstrom 病理分期、Catterall 分组及 Herring 外侧柱分型。一般认为严重的 Perthes 病指伴有股骨头危象、Catterall Ⅲ型和Ⅳ型、Herring B/C 型和 C 型病例。

在对 Perthes 病长期随访中发现,多数 Perthes 病患者在 55 岁或 60 岁前,髋关节活动尚可,超过这一年龄段则多需进行髋关节置换以维持关节活动和保证生活质量。只有那些股骨头变得扁平或因生长板被破坏后停止生长导致股骨颈变短和大转子过度生长的患者,才会出现行走疼痛和髋关节活动幅度下降的情况。因此,治疗 Perthes 病的目的被定义为维持髋关节活动度及预防或减轻继发股骨头畸形。

根据发病时 Herring 分型和发病时年龄两大因素,研究发现,Perthes 病病程的结果与 Herring 分型有密切的相关性。8 岁或以上儿童,Herring B 型或 B/C 型病例手术治疗的结果明显优于 Herring C 型;8 岁或以下儿童,Herring B 型病例的最终结果都比较良好,与治疗方法无明显关联;Herring C 型则无论是否手术,均改变不了其最终不良结果。该研究将年龄和 Herring 分型并列为可以在 Perthes 病发病时预测疾病最终结局的可靠因素。年龄是 Perthes 病治疗的第二位与预后密切相关的因素。多数学者认为,8 岁是决定是否需要手术治疗的认同年龄,此患者年龄为 9 岁,Herring B/C 型,应积极采取手术治疗来减轻后期继发的股骨头畸形。

Perthes 病是通过手术的方法,对出现股骨头形变以致髋臼覆盖相对不足的病例实施股骨头包容。常见的方法有股骨近端内翻截骨术、Salter 骨盆截骨术以及联合手术。

(1) 股骨近端内翻截骨术(PFO):是 Perthes 病手术治疗中使用最为普遍的术式,通过在股骨大、小转子间的内翻截骨,达到股骨头增加包容的目的。在 Perthes 病治疗中,股骨内翻设计一般要求不超过 20°,更大的内翻截骨有导致髋内翻和大转子高起的可能,对髋关节生物力学的改变太大。

(2) Salte 骨盆截骨术:也可以用来治疗 Perthes 病,主要是通过髂骨截骨后,髋臼骨块向外移动,增加髋臼对股骨头的包容。与单纯的股骨近端内翻截骨术一样,在 Perthes 病的治疗中,髋臼骨块的过度下压,会增加髋关节腔内压力,这对原本属于血运障碍类病变的 Perthes 病是不利的。

(3) 联合手术:为了在增加股骨头包容的同时,尽可能减少对髋关节结构的改变,很多学者愿意采取联合手术的方法完成包容,即 PFO + Salter 骨盆截骨术,或是 PFO + 骨盆三联截骨术。采用联合手术治疗,通常 PFO 内翻设计在 10°～15°,叠加 Salter 骨盆截骨或三联截骨。

(张　彦)

主诉 ▶▶▶

摔伤致左下肢疼痛伴活动受限5天。

病史摘要 ▶▶▶

患儿,男性,7岁;2019-04-04从高约9米处摔下,即感左大腿疼痛伴有活动受限,无昏迷、腹痛等不适,就诊于外院,拍X线片示:左侧股骨干、股骨远端骨折,髌骨骨折。予以支具外固定后,监测生命体征。2019-04-09转至我院。

入院查体 ▶▶▶

左大腿肿胀、畸形、压痛,可触及骨擦感;左膝肿胀,活动受限,膝前皮肤局部挫伤;左小腿、踝活动感觉良好,足趾感觉血运良好,左侧足背可触及。

辅助检查 ▶▶▶

我院检查X线片及CT示:左股骨髁间、髁上粉碎骨折,累及骺板,左股骨干骨折,左髌骨骨折(图28-1)。

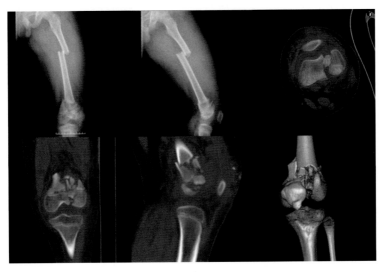

图28-1 术前X线片及CT图像

初步诊断 ▶▶▶

左股骨远端粉碎骨折,左股骨干骨折,左髌骨骨折,左膝软组织挫伤。

治疗及转归

1. 手术适应证

患儿同侧肢体的多处骨折,属于不稳定骨折;同时股骨远端骨折涉及关节,存在明显移位,手术指征明确。因为骨折涉及关节,股骨远端需要切开复位。切开的同时,可以完成髌骨骨折的复位固定。股骨干骨折可以闭合或者切开复位。

2. 手术方式及内固定的选择

股骨远端骨骺骨折属于Ⅳ型损伤。由于是纵向的暴力所致,从图 28-1 可以看出,骺板处骨块粉碎、移位,骺板受到纵向的压缩。因此,该患儿股骨远端的骺板极有可能发生早闭。所以目前最大的问题是:在复位股骨远端关节面平整的同时,如何尽可能避免骺板的早闭。因此,对于该患儿的手术选择就是股骨远端切开复位,骨骺处的空心钉加压,多枚交叉克氏针跨骺板固定股骨髁上骨折部分;同时外固定支架固定膝关节。股骨干部钢板固定,髌骨骨折空心钉固定。

显然这里避不开的问题就是:关节内的骨折,内固定后再长时间外固定制动(从该患儿的粉碎程度及需要切开的角度考虑,至少 6 周)必然造成膝关节的粘连。

既然该患儿术前的判断是股骨远端骺板极大可能发生早闭,为什么不一期直接钢板固定股骨远端的骨折(连同股骨干的骨折),术后早期活动?这样可以避免膝关节粘连的可能。而且该患儿骺板的损伤中央偏外侧严重,提示若早闭发生,更可能是偏向外侧骺板的早闭,会发生股骨短缩和外翻的畸形。显然,这样的畸形比单纯的短缩畸形更难处理。而且,用钢板固定股骨远端,手术更为简单,也会降低治疗费用。

根据上述理由,我们给患儿的治疗提出了 2 种方案。

(1)保骺板:1 期股骨远端切开复位,骨骺处空心钉加压,多枚交叉克氏针跨骺板固定股骨髁上骨折部分;同时外固定支架固定膝关节。股骨干部钢板固定,髌骨骨折空心钉固定。待股骨骨骺及髁上骨折愈合后再拆除外固定支架进行膝关节的功能锻炼,视情况做膝关节的松解;如果随访过程中发生了骺板的早闭,再行相对应的截骨、延长等治疗。

(2)不考虑骺板:用一块长 LISS 钢板固定股骨远端及骨干部位,髌骨空心钉固定,术后早期功能锻炼。按照患儿的生长速度,制订以后的股骨延长方案。

患儿的家属选择了第一种方案。

3. 治疗过程

(1)第一次手术过程:2019 年 4 月 10 日进行手术,取左膝关节外侧切口,长约 15 cm,切开皮肤、皮下组织、关节囊,屈曲膝关节,将髌骨向内侧牵开,见股骨外侧髁纵行骨折,骨折线延伸至外髁内侧面前交叉韧带附着处。清理骨折端卡压软组织、碎骨块,清除淤血,予以复位,克氏针临时固定后,再予以 3 枚空心螺钉固定。髁上骨折端碎裂多块,失去复位的解剖标志。在股骨干的远端及胫骨干上各打入 3 枚外固定支架钉,安装连接杆,牵引下复位股骨髁上骨折,透视下见位置可,内外侧各打入 2 枚克氏针交叉固定。将髌骨下极表面的软组织略做切开分离,暴露骨折端,复位后用一枚空心钉固定。取左大腿前外侧切口,长约15 cm,切开皮肤、皮下组织,分离股外侧肌及股直肌的间隙,暴露骨折断端,钢板固定。手术历时 2 小时 30 分钟,输红细胞悬液 2 U,血浆 200 ml。

术后第 2 天的 X 线片如图 28-2 所示,可见关节面解剖复位,克氏针跨骺板固定,钢板固定股骨干,外固定支架固定膝关节伸直位。

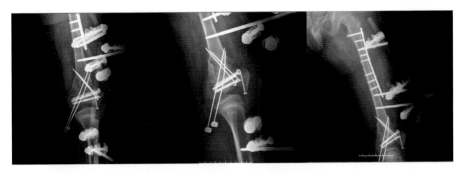

图 28 - 2 术后第 2 天的影像图片

术后 6 周,股骨远端髁上骨折部位已经愈合,拆除外固定支架,并指导开始膝关节功能锻炼,如图 28 - 3 所示。

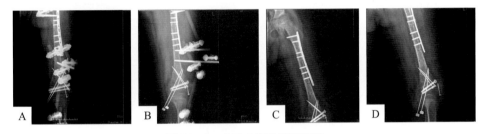

图 28 - 3 术后 6 周的影像图片

A、B. 术后 6 周拆支架前;C、D. 术后 6 周拆支架后。

(2) 第二次手术过程:第一次手术后 6 周,患者膝关节功能差,伸、屈曲严重受限,左膝伸 20°~屈 40°。于 2019 年 8 月 14 日(术后 4 个月)行膝关节粘连松解、股骨髁部分内固定取出;术中松解后屈曲膝关节达 100°,伸直 0°。X 线片上股骨远端外侧的骺板显影不清,提示可能闭合,如图 28 - 4 所示。

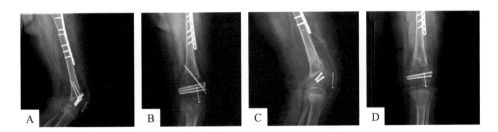

图 28 - 4 第二次手术后的影像图片

A、B. 术后 4 月松解前;C、D. 术后 4 月松解后。

但第二次手术后,患者膝关节的功能锻炼难以取得效果。2019 年 11 月 4 日(第一次手术后 7 个月)门诊复诊时,膝关节伸 0°~屈 45°。X 线片上依然难以看出股骨远端外侧的骺板形态(图 28 - 5A)。2020 年 7 月 9 日(第一次手术后 15 个月)患儿再次复诊,膝关节伸屈功能未有改善(伸 0°~屈 45°),但是复查 X 线片(图 28 - 5B)示:股骨远端和钢板间的距离增加,股骨远端出现生长停滞线,骺板的形态较前清晰,提示股骨远端骺板恢复生长。2020 年 12 月 30 日(第一次手术后 20 个月)全长片(图 28 - 5C)示:左股骨较右侧略长,左膝略有外翻。

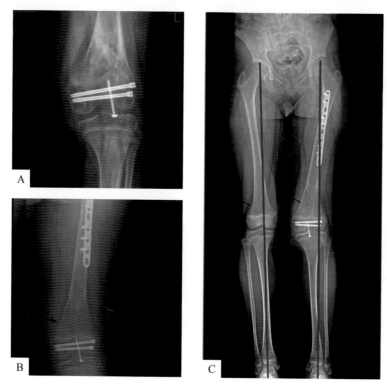

图 28 - 5　术后 7、15、20 个月的影像图片,箭头所示为骺板生长所显示的生长停滞线

A. 术后 7 个月;B. 术后 15 个月;C.术后 20 个月。

（3）第三次手术:患儿于 2020 年 12 月 30 日行股骨钢板取出＋膝关节粘连松解,术中屈曲膝关节达 90°,伸直 0°。术后积极康复锻炼。2021 年 3 月 1 日功能膝关节伸直 0°～屈曲 90°(图 28 - 6)。

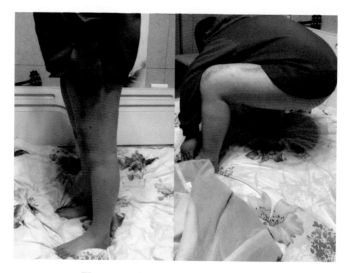

图 28 - 6　术后 24 个月左膝功能照片

最后诊断

左股骨远端粉碎骨折，左股骨干骨折，左髌骨骨折，左膝软组织挫伤。

讨论及评述

1. 股骨远端骨折分型

患儿股骨远端骨折的 AO 分型(图 28 - 7)为 C2 型;Salter-Harris 分型(图 28 - 8)属于Ⅳ型,同时具有骺板纵向压缩的特点。图 28 - 1 为患儿术前的 X 线片及 CT 图像。

股骨干骨折及髌骨骨折均为简单骨折,这里不做分析。

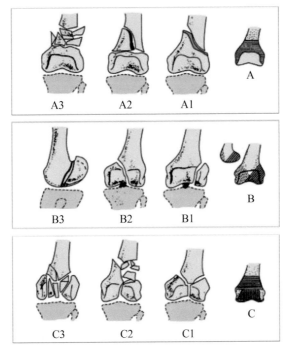

图 28 - 7 股骨远端骨折 AO 分型

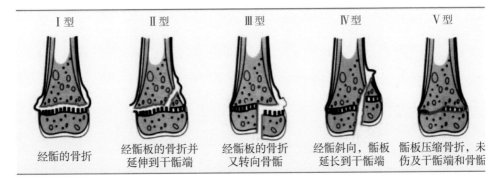

图 28 - 8 骨骺骨折 Salter-Harris 分型

2. 总结

从最终的结果看,患儿家属选择的治疗方案预后较为良好:股骨远端骺板保留了生长能力,未出现明显的角度及长度的畸形(虽然有轻度的外翻);而且术后通过手术松解及锻炼使膝关节恢复了可以接受的伸屈功能,这为我们治疗股骨远端累及骺板的骨折提供了良好的范例。虽然股骨远端骺板的损伤是最容易发生早闭的部位,即便骺板损伤严重,但是对于有着明显生长潜力的患儿,仍应该以保护骺板作为治疗的一个最重量的考量因素。在术前,我们曾认为患儿骺板的早闭不可避免,建议患者家属选择第二种治疗方案,认为至少可以保证膝关节的功能。幸亏患儿家属坚持了他们自己的观点。现在想来,我们还是低估了儿童的恢复能力。

(秦　晖)

第十章

手外科修复重建相关病例

病例29 腓肠神经营养血管皮瓣修复跟骨结节长期不愈合创面

主诉

跟骨外露28年。

病史摘要

患者,男,66岁。28年前,患者因交通事故导致左跟骨骨折及左胫腓骨骨折,随后于当地医院行进行石膏外固定治疗。由于伤后患者未进行规范化的治疗,出现了左踝关节后方皮肤坏死,跟骨外露,未予以重视。半年前右下肢再次受到外伤,伤后外露的跟骨出现渗液。患者未报告其余特殊病史,否认服用任何免疫抑制药物及暴露于任何免疫抑制的环境。

入院查体

患者左踝关节后方有一大小为5 cm×3 cm的软组织缺损,同时出现跟骨外露(图29-1)。

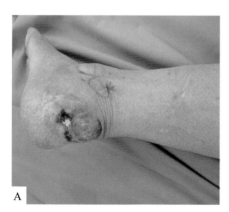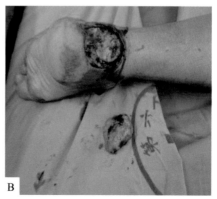

图29-1 患者左踝关节后方图片

A.踝关节后方的皮肤缺损;B.皮肤缺损的大小约为5 cm×3 cm。

辅助检查

X线片显示左跟骨骨折、跟骨后上缘骨赘形成(图 29 - 2)。

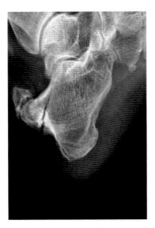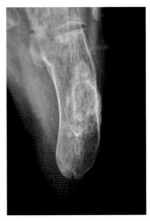

图 29 - 2　跟骨侧轴位 X 线片

初步诊断

左足跟长期不愈合创面伴跟骨骨折。

治疗及转归

长期不愈合创面伴跟骨骨折:该患者 28 年前外伤后,未接受正规治疗,左跟部后上方皮肤坏死,创面迁延不愈,存在癌变可能;再次外伤后跟骨后上缘跟腱止点处骨折,属于长期不愈合创面伴发骨折,处理棘手。

1. 治疗计划

(1)手术适应证:患者跟骨后上缘舌状骨折,由于跟腱止点的牵引作用,属不稳定性骨折;跟部后上方创面迁延不愈,应警惕癌变的发生,手术指征明确。可行跟骨骨折切开复位内固定的同时一期完成创面的覆盖。

(2)治疗方法的选择:皮肤缺损及骨暴露是导致骨髓炎、骨坏死等疾病的重要危险因素之一,也是术后引起严重并发症的原因之一。皮肤覆盖及骨骼重建是修复皮肤缺损及恢复行走功能的重要方法。

对该病例而言,长期的跟骨外露使跟腱末端部位形成了异位骨化,在对皮肤缺损使用皮肤进行覆盖前,需要对跟骨进行截骨固定,并切除异位骨化的肌腱,随后对跟腱进行止点重建。

跟骨骨折的固定方式有多种类型,包括非手术治疗方式(保守治疗、石膏固定治疗)、切开复位治疗(钢板内固定、空心钉内固定及克氏针固定)以及修复重建治疗(关节固定术及跟骨截骨治疗)。对于该名患者,因需切除已形成异位骨化的肌腱并对跟腱止点进行重建,因此需对跟骨进行截骨并对跟腱止点进行重建。

根据患者的皮肤缺损情况,足跟部位的皮肤缺损需要用薄而柔软的组织覆盖。在临床实践中,有多种选择,例如腓动脉穿支皮瓣等,可以选择适合的皮瓣对皮肤缺损部位进行覆盖。对于此病例,我们根据皮肤缺损的部位和大小,使用腓肠神经营养皮瓣对患者的皮肤缺损及跟骨外露进行修复。

2. 手术方式

Masquelet 等研究者首先介绍了基于腓肠神经周围血管轴的远端皮瓣(也称为远端腓肠浅动脉皮瓣),此种皮瓣已广泛用于重建足部和踝部的中度或广泛性软组织损伤。该皮瓣由腓肠中央动脉浅支供应营养物质。根据踝关节后方皮肤缺损的形状及大小,设计皮瓣的旋转点位于外侧踝上方 3 cm,设计皮瓣长 14 cm、宽 7 cm。

患者术中维持俯卧位,采用全身麻醉。手术前,使用手持式多普勒仪对皮瓣穿支进行检测,并用紫色的十字和圆圈标记。然后,我们抬高并压缩腿部 1 分钟来暂时排空手术侧大腿上的大部分血液,随后使用止血带加压以减少术中出血量。在下肢驱血后,剩余的血液是寻找穿支血管的重要识别标志。

皮瓣移植前应彻底清理踝关节后方的创面,对瘢痕进行修整及伤口清创后,皮肤缺损扩大至长 5 cm、宽 6 cm。为了切除异位骨化病变并重建跟腱止点,在腓骨长肌腱附近和后面对跟骨进行楔形截骨(图 29 - 3)。

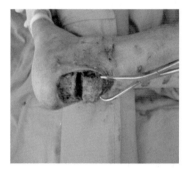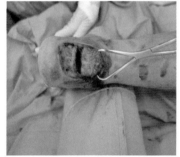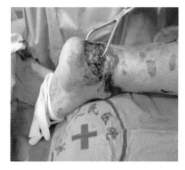

图 29 - 3　跟骨截骨

在对跟骨进行楔形截骨后,用空心加压螺钉固定截骨表面(图 29 - 4)。

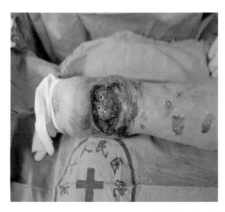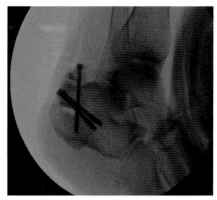

图 29 - 4　跟骨截骨面固定

最靠近创面的皮肤穿支动脉的发射点被用作皮瓣的旋转点。根据皮肤缺损的形状和大小,沿着腓神经的轴(从腘窝中点到外踝后边界的连线)设计皮瓣。根据术前标记切开小腿前外侧边缘的皮肤,并在腓骨长肌和短肌的肌间平面定位穿支动脉(图 29-5、图 29-6)。

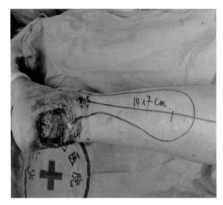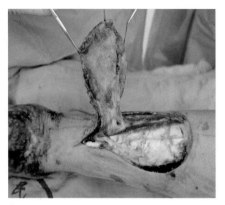

图 29-5 以腓肠神经营养血管为营养血管作为供血血管的脂肪筋膜瓣,长 14 cm、宽 7 cm,注意皮瓣顶端有良好的血液供应

随后将穿支动脉一直分离至腓肠动脉。然后沿着先前设计的皮瓣标志线切开皮肤。腓神经在皮瓣的上端被切断,结扎其营养血管,在皮瓣的下端结扎小静脉。皮瓣从深筋膜下分离。然后,松开止血带,并在旋转之前观察血液供应。确认血液供应后,将皮瓣旋转 90°～180°以修复创面。供体区域被皮肤移植物覆盖(图 29-6)。

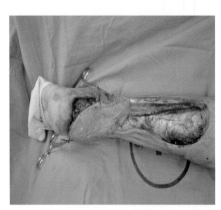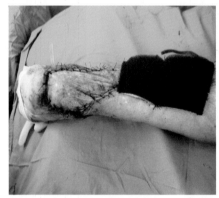

图 29-6 腓肠神经营养血管皮瓣转为约 180°,治疗软组织缺损

15 个月后,对该患者进行了随访。皮瓣成活、塑形良好;X 线片显示跟骨楔形截骨后骨折端愈合良好(图 29-7、图 29-8)。

◀ 最后诊断 ▶▶▶

左足跟长期不愈合创面伴跟骨骨折。

◀ 讨论及评述 ▶▶▶

从患者最终的随访结果来看,我们采用的这种手术方案取得了较为良好的预后:迁延 28 年不愈的伤口得到覆盖并成功愈合,极大程度地降低了癌变的发生概率,且皮瓣塑形良好,美观度良好,皮瓣厚薄适中,质地柔软,对患者日常生活无影响,提高了患者满意度;跟骨

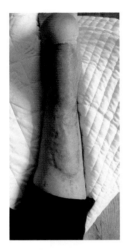

图 29-7　术后 15 个月后随访，皮瓣完全成活，塑形良好

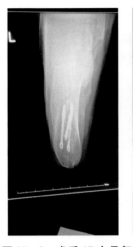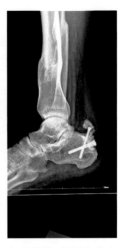

图 29-8　术后 15 个月复查 X 线片，骨折愈合良好

骨折截骨内固定后愈合良好，重建了跟腱止点，踝关节跖屈功能恢复良好，步态正常。

　　该种皮瓣在修复软组织缺损中起到重要的作用：①该种皮瓣厚度适中，质地柔软，可用于修复多种创面损伤。②皮瓣的血供不需要牺牲主干血管，皮瓣有一个长的穿支动脉蒂，为皮瓣修复较大的皮肤缺损提供了充足的血液供应。③该皮瓣手术过程简单，手术切口设计灵活，可进行多区域手术。④皮瓣可以设计成带皮神经的感觉皮瓣。因此，该种皮瓣适用于小腿及踝关节大面积软组织缺损的创面修复。而且，一期同时修复创面皮肤缺损以及骨折的理念也极大地提高了患者的疗效，缩短了整个治疗周期，减轻了患者的痛苦。

（郑宪友　宋家林）

病例 30　腓动脉穿支皮瓣联合髂骨植骨修复踝关节内侧骨软组织复合缺损

主诉

车祸伤致右下肢疼痛、流血伴功能障碍 2 小时。

病史摘要

　　患者，男性，51 岁。患者 2 小时前因车祸致右侧下肢疼痛、流血、活动障碍。急诊救护车平车推入，患者一般情况可，生命体征稳定，神志清楚，伤后无胸闷、气急，无头痛、头晕，无腹痛、腹胀。充分完善相关检查后，于急诊进行一期处理后，收入病房进行进一步诊治。

　　既往史：无特殊。

入院查体

　　T 37.0℃，HR 89 次/分，R 21 次/分。神志清，呼吸较急促，精神可，对答切题。右侧小腿内侧可见大面积皮肤擦伤,右踝内侧可见一13 cm×7 cm左右的创面伴软组织缺损,伤口不齐,伤口深,可见大量渗血,伤口污染严重,骨骼及肌腱外露,活动功能障碍,足趾活动可,足背动脉可扪及,趾端血运可(图30-1)。

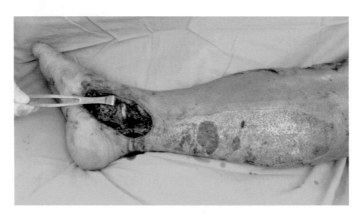

图30-1 二次清创后的创面情况

辅助检查

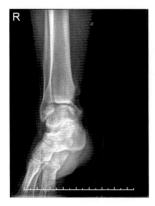

图30-2 X线片检查结果示右内踝骨缺损

(1)实验室检查:无特殊。
(2)其他辅助检查:X线摄片显示内踝缺损。

初步诊断

右开放性足部损伤伴软组织缺损,右踝关节骨折伴骨缺损。

治疗及转归

该病例一般情况可,生命体征稳定,除足部损伤外无外伤亟需急诊处理。但是其右踝处损伤不仅为软组织缺损,更伴有内踝关节骨缺损,属于复合组织缺损,这类损伤较为复杂,除了需要采用合适的皮肤软组织方法进行创面覆盖,更需要重建其内踝关节以恢复其术后功能。

经过密切讨论,由于患者伤口创面较大,伴有复合骨缺损及暴露,伤口污染重,决定对其进行阶段化治疗以保证治疗效果。首先,我们一期于急诊进行彻底的清创后负压封闭引流(vacuum sealing drainage,VSD)覆盖术,转入我院后进行支持治疗、对症治疗以及抗生素治疗,以稳定患者情况并减少创面感染风险。住院后第4天,进行了二次清创以保证创面清洁适于进行下一步手术。

在患者收治入院期间,我们多次讨论修复手术方案,基于患者一般情况、软组织缺损情况以及骨骼缺损情况,我们决定使用腓动脉穿支游离皮瓣修复软组织缺损并使用游离髂骨移植修复内踝处骨缺损。

术中,我们首先根据创面情况进行了皮瓣设计,根据术前多普勒超声装置定位血管后,所切取的皮瓣为14 cm长、9 cm宽(图30-3)。在切取皮瓣的过程中,注意保护深层软组织,并且保证切取皮瓣具有正常的血供,且血管直径与受区血管不应相差较大(图 30 - 4、图 30 - 5)。在切取皮瓣后,使用手术巾将皮瓣包裹,注意保护与皮瓣湿润,一期缝合供区创面后,于左侧髂骨取游离髂骨后移植于内踝缺损处并使用钢板固定(图 30 - 6、图 30 - 7)。皮瓣移植后关闭创面,可见皮瓣形状适配可,血运可,送入病房密切观察(图 30 - 8)。

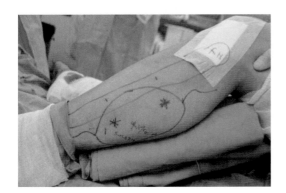

图 30 - 3　皮瓣设计

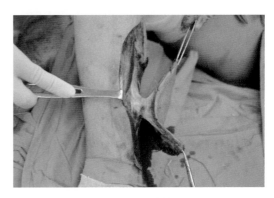

图 30 - 4　皮瓣切取

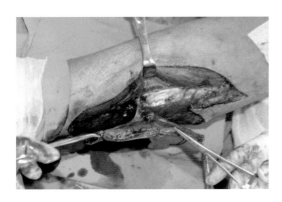

图 30 - 5　皮瓣切取,内踝游离髂骨移植

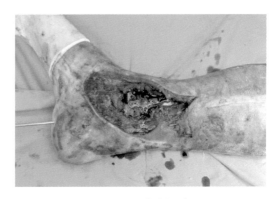

图 30 - 6　钢板固定

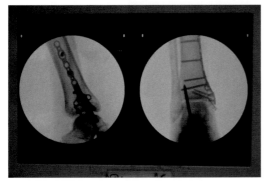

图 30 - 7　术中 X 线片结果

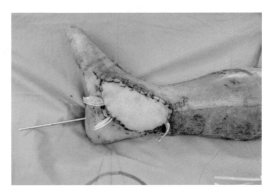

图 30 - 8　皮瓣移植后创面照

术后 3 个月随访可见皮瓣存活,外形适配可,骨缺损愈合可,指导患者进行初步功能锻炼(图 30 - 9)。

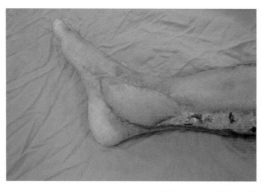
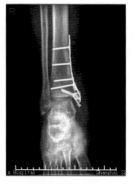
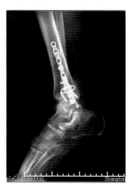

图 30 - 9　随访大体照及 X 线片检查结果

术后 6 个月随访可见皮瓣存活,外形适配可,右踝功能恢复佳(图 30 - 10)。

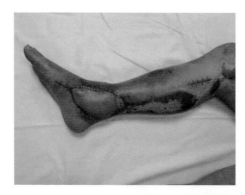
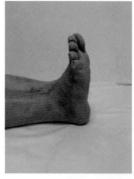
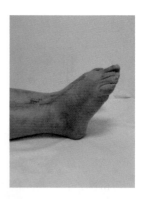

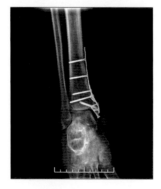
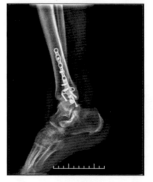

图 30 - 10　随访大体及功能照与 X 线片检查结果

最后诊断

右踝开放性损伤伴软组织缺损,右踝关节骨折伴骨缺损。

讨论及评述

临床上,根据软组织损伤的评估顺序应由浅入深,评估内容包括皮肤、皮下软组织、肌肉、肌腱、神经、血管以及骨骼。

Gustilo-Anderson 分型如下。

Ⅰ型：小于1 cm伤口,伤口由骨折端向外刺穿形成,无伤口污染。

Ⅱ型：伤口1～10 cm,周围组织无或仅有轻微挫伤,无肌肉损伤坏死。

Ⅲ型：严重软组织损伤,伴有血管损伤及严重的伤口污染,骨折常复杂且不稳定。

ⅢA型：有广泛的撕脱伤及组织瓣形成,或为高能量损伤,不管伤口大小,骨折处有适当的软组织覆盖。

ⅢB型：广泛的软组织损伤和丢失,伴有骨膜剥脱和骨暴露,伴有严重的污染,需要软组织覆盖。

ⅢC型：伴有需要修复的动脉损伤。

本患者出现右踝软组织缺损,右内踝骨折伴骨骼缺损且具有严重的污染,但是体格检查发现患者并未出现动脉损伤,因此属于 Gustilo-Anderson 分型ⅢB型。

对于足部软组织缺损的皮瓣供区选择相对较多,临床上常采用股前外侧游离皮瓣、膝降动脉游离皮瓣、腓动脉穿支游离皮瓣等。综合多种因素后,我们决定使用腓动脉穿支游离皮瓣进行软组织修复。首先,腓动脉穿支游离皮瓣切取相对简单,应用范围广,相对更为稳定,于术前使用手持多普勒超声装置进行血管穿支定位可以相对简单地确定血管蒂部结构进行皮瓣设计,并且腓动脉穿支位置相对恒定,在熟练掌握手术切取技巧及解剖结构后,即使在急诊修复手术中,也同样可以进行皮瓣的切取与修复。由于腓动脉穿支游离皮瓣所在位置脂肪相对较少,切取后的皮瓣相对较薄,既有利于皮瓣存活,又减少了患者需要二期进行皮瓣整形手术的可能。同时,因为该皮瓣可延展性较好,可以用于修复各类复杂软组织缺损。此外,腓动脉穿支游离皮瓣的血管蒂管径与下肢足部血管匹配性相对较好,血管直径差异不明显,更加适用于游离皮瓣后的血管吻合,有利于减少皮瓣移植术后血管危象的发生率及皮瓣坏死的发生率。并且根据患者创面及骨骼缺损情况,可见患者创面相对细长(长宽直径之比较大),相对更适用于腓动脉穿支游离皮瓣进行修复。幸运的是,患者内踝缺损程度相对较轻,缺损部位仅限于腓骨,对于内踝关节功能的影响相对较轻,因此我们决定使用游离髂骨移植后钢板固定进行骨骼组织修复。

在综合分析了近几次的随访后,我们为该患者讨论并制定的诊疗方案获得了较为良好的预后,无论是创面覆盖、外形还是踝关节功能,都得到了良好的恢复。相信只要经过足够的时间及合理的功能锻炼,患者的踝关节功能恢复、日常生活及工作回归都能达到令患者满意的程度。

那么最后我们综合分析一下该患者的诊疗方案。首先,该患者为急诊收治,且其损伤根据 Gustilo-Anderson 分型为ⅢB型,包括右内踝的较大面积软组织缺损以及内踝骨缺损(腓骨)。对于四肢包括踝关节软组织缺损的患者,可供选择的皮瓣供区包括:股前外侧游离皮瓣、腓肠神经营养血管皮瓣、背阔肌皮瓣、腓动脉穿支游离皮瓣等。

在本病例中,我们通过综合分析患者一般情况、创面情况及诊疗方案决定选择腓动脉穿支游离皮瓣,原因包括以下几点:①踝关节处皮下软组织相对较薄,如选择皮下组织较厚的如背阔肌皮瓣等容易影响患者患肢美观,外形要求高者常需二次整形手术削薄,而腓动脉穿支游离皮瓣则是切取后最薄的几类皮瓣之一。②供受区血管差异,腓动脉穿支游离皮瓣血管直径相对于内踝处受区血管匹配度更高,管径差异更小,有利于减少术后血管危象等并发症发生,减少皮瓣死亡率。③创面情况:患者创面呈相对细长型,与腓动脉穿支游离皮瓣的形态相近,匹配度更高。④腓动脉穿支游离皮瓣切取相对简单,有利于急诊手术展开,且有利于向其他医疗工作者推广。另外,患者内踝处存在骨缺损的复杂合并因素,综合检查结果后我们发现骨缺损处相对较小,仅局限于内侧腓骨,余内踝关节结构未收明显破坏。对于这类骨缺损的患者,可选择的治疗方案包括:骨移植技术(自体骨、异体骨等)、Masquelet 技术(骨水泥填充后骨诱导再生技术)、Ilizarov 骨搬运技术、带血管蒂骨移植技术(腓骨移植等)等。考虑到患者骨缺损程度较低,缺损长度小,且合并有较严重的软组织损伤及缺损,因此我们选择了游离髂骨移植后钢板固定,最后予以腓动脉穿支游离皮瓣进行覆盖。最终,我们对患者进行的手术取得了相对令人满意的结果。

(郑宪友　宋家林)

病例 31　小腿不全离断保肢分期治疗

主诉

车祸伤致右小腿疼痛、流血 2 小时伴明显活动障碍。

病史摘要

患者,男性,18 岁,自由职业。患者 2 小时前车祸伤后即刻疼痛难忍,不能活动,右小腿明显疼痛,强迫体位;右小腿流血,右小腿及足趾充盈欠佳伴感觉异常。伤后无胸闷、气急,无头痛、头晕,无腹痛、腹胀。120 急救简单包扎固定后转诊我院。患者自发病来,痛苦表情,无发热、咳嗽等,二便正常,生命体征平稳。

既往史:无特殊。

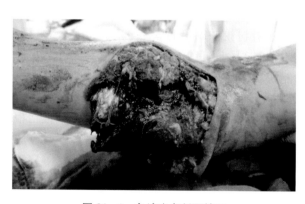

图 31-1　急诊患者创面情况

入院查体

T 37.5℃,P 92 次/分,R 18 次/分,BP 116/74 mmHg。神清,气平,精神可,对答切题。

专科检查:右小腿上中端开放伤,右小腿皮肤脱套伤,创面达 16 cm×10 cm,创面污染严重伴渗血,骨肌腱外露;右小腿畸形伴活动完全受限,右足背动脉搏动弱,可触及。创面情况如图 31-1 所示。

辅助检查

(1)实验室检查:正常。
(2)其他辅助检查。

CT 示：右胫骨粉碎性骨折伴缺损；双下肢 CT 血管造影（CT angiography，CTA）示右小腿胫后动脉断裂或栓塞(图 31 - 2)。

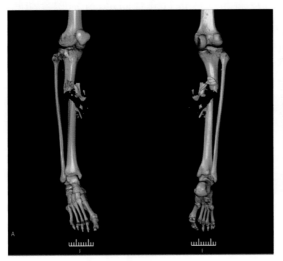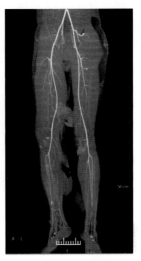

图 31 - 2　CT 示右胫骨粉碎性骨折伴缺损，双下肢 CTA 示右小腿胫后动脉断裂或栓塞

初步诊断

右小腿不全离断伤（Gustilo-Anderson ⅢC 型骨折）。

治疗及转归

患者小腿严重开放性骨折，属于不稳定骨折伴骨缺损；同时伴有血管皮肤软组织损伤，手术指征明确。因为涉及血管损伤，需要急诊采取保肢治疗。后期根据骨软组织缺损情况需二期多次手术治疗。

1. Ⅰ期保肢治疗

患者入院后在骨科损害控制理论的基础上积极进行抗休克治疗，并完善相关术前检查，待全身情况稳定后进行急诊保肢手术。患者采用患肢神经阻滞麻醉，反复生理盐水、过氧化氢及碘伏冲洗后予以小腿彻底清创，清除小腿污染组织、坏死组织及无血运组织，骨组织污染严重或者存在骨片游离也予以彻底清除。清创彻底后再予生理盐水及碘伏冲洗，采用组合外固定支架及克氏针固定骨折，此过程不追求复位完美，维持基本力线及骨稳定即可。探查重要血管神经，血管神经断裂者予以直接显微吻合，血管缺损及栓塞严重者采用大隐静脉移植修复重建血运；创面采用 VSD 覆盖。患者术后及时复查血常规、肝肾功能等指标，积极补充血容量，并予以纠正贫血、低蛋白，同时进行抗感染、抗血栓、抗痉挛等治疗。其间发生血管危象时进行积极血管探查术。在生命体征稳定的情况下，积极进行皮肤软组织清创术，每 5～10d 进行一次，待创面清洁以及患者自身基础条件允许时行游离皮瓣修复创面。

2. Ⅱ期皮肤软组织修复

保肢治疗 3 周后，创面干净即进行游离皮瓣修复术。采用游离背阔肌皮瓣修复创面。术前供区使用超声多普勒对穿支进行定位，根据缺损大小、形状及受区血管位置，皮瓣面积放大 10% 左右设计皮瓣。切取皮瓣时应仔细探查穿支血管并保护皮瓣血运；游离穿支血管时沿途分支做好结扎，充分游离蒂部至靠近主干处予以结扎；皮瓣切取时应仔细观察皮瓣供血情况。皮瓣切取完成后，将皮瓣与受区进行缝合固定，分别吻合动脉 1 条、静脉 2 条。患者术后及时复查血常规、肝肾功能等指标，积极补充血容量，并纠正贫血低蛋白血症，同时进行抗感染、抗血栓、抗痉挛等治疗。其间发生血管危象时积极进行血管探查术（图 31 - 3）。

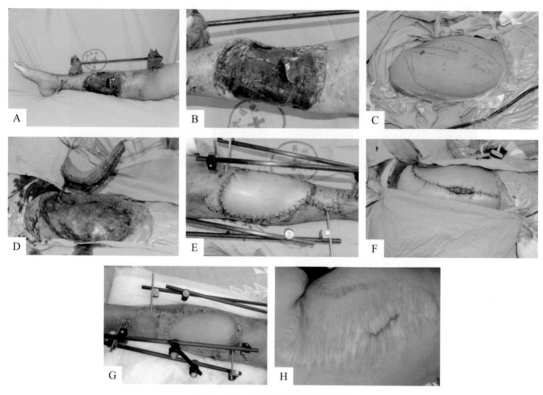

图 31 - 3　Ⅱ期皮肤软组织修复

A.术前创面情况；B.术前创面缺损达 22 cm×14 cm；C.术中设计游离背阔肌皮瓣；D.术中游离背阔肌皮瓣切取；E.术后游离背阔肌皮瓣血运良好，创面予以覆盖；F.供区一期直接缝合；G.皮瓣术后 6 周完全存活；H.术后 6 周供区瘢痕愈合。

3. Ⅲ期骨组织修复

游离皮瓣术后 6 周稳定，予以骨修复。术前 3 天予以外固定支架拆除并进行钉道换药护理，同时支具固定右小腿。入院完善检查后行右小腿环形外固定支架术 + 截骨延长术，术中确定延长方向后放置环形支架并固定；采用小切口进行截骨，确认截骨成功后截骨端加压。术后 1 周开始每天进行骨延长 1 mm，其间每 4～6 周复查 X 线片，根据骨再生情况适当调整延长速度，同时告知家属进行钉道护理。骨延长 10 个月后断端对合但骨不愈合，延长新生骨沉积良好，遂行环形外固定支架拆除术 + 右胫骨延长术后翻修术 + 髂骨取骨植骨术。术后胫骨立线可，创面愈合，随访骨愈合良好（图 31 - 4）。

> 最后诊断

右小腿不全离断伤（Gustilo-Anderson ⅢC 型骨折）。

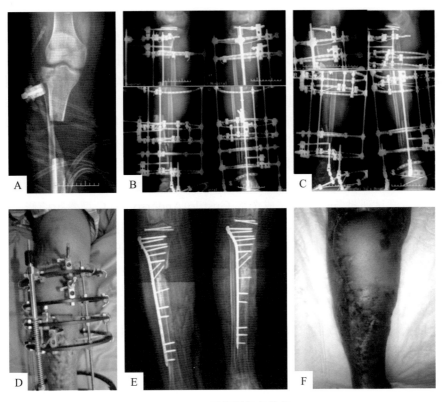

图 31‑4　Ⅲ期骨组织修复

A.术前骨缺损达 10 cm；B.环形支架骨延长术后，截骨平整；C.骨延长术后 10 个月，骨缺损端对合，新生骨沉积良好；D.骨延长术后 10 个月，皮瓣稳定，创面干燥；E.骨延长翻修术后 X 线片，内固定牢靠，缺损端植骨后完整；F.骨延长翻修术后 6 周皮瓣稳定，创面干燥。

讨论及评述

1.　开放性骨折分型

患者右小腿开放性骨折属于 Gustilo-Anderson ⅢC 型骨折。

Gustilo-Anderson 分型：根据伤口的大小、污染的程度、软组织的损伤程度以及是否合并血管的损伤等，主要分为 3 型（详见病例 30）。

根据该患者有限的 CT 和 CTA 检查，我们可以诊断此患者为 Gustilo-Anderson ⅢC 型骨折；该患者为最严重的骨折类型之一，说明肢体缺血，骨折粉碎程度严重，创面污染程度严重，给患者的治疗带来了严峻的挑战。

2.　手术方式的选择

Gustilo-Anderson ⅢC 型骨折的手术方式分为保肢治疗和截肢治疗两种。

对于严重肢体创伤，特别是 Gustilo-Anderson ⅢC 型肢体毁损伤，救治的首要问题即保肢治疗还是截肢治疗，目前仍值得商榷。肢体毁损伤保肢与截肢的选择，通常也是临床骨科医生最为棘手的问题。当前国外的多项研究仍建议对肢体毁损伤患者进行截肢手术，虽然截肢手术具有操作简单、安全可靠及一期并发症少等优势，但后期仍需佩戴假肢康复，易发生肢体残端神经瘤及患肢痛等棘手并发症。此外，肢体缺损很容易对患者的心理造成极大的创伤,因此对肢体毁损伤直接进行截肢手术未必是最妥善的方式。当然,对严重肢体创伤进行保肢手术可能会保留肢体,但也将面临延期截肢及多种并发症的风险。虽然目前多项研究显示,我国不同地区的保肢手术疗效差异较大,整体的延期截肢率为 17.4%~40.0%,并发症发生率为 10.0%~36.7%。但随着近年来材料学与显微技术的更新发展,保肢逐渐替代截肢成为我国严重肢体创伤患者的首选治疗方案。

Gustilo-Anderson ⅢC 型骨折手术分为一期完全修复与分期手术治疗两个阶段。但对于小腿 Gustilo-Anderson ⅢC 型骨折如此复杂的修复过程,目前仍无标准化治疗策略。国内外目前的主流观点仍是通过保肢治疗后分期修复软组织缺损与骨组织缺损。分期治疗的优势在于治疗目的明确、手术创伤相对较小、并发症的处理更加可控且患者更易接受。但近年来,也有学者尝试通过急诊一期完成全部 Gustilo-Anderson ⅢC 型骨折的修复并获得了不错的治疗效果。但急诊一期一步到位的修复理念虽然显示出显微外科技术的强大,但在大多数骨科中心仍无法完成,并且具有延迟截肢、感染、无法真正完成彻底修复等风险,使得急诊一期一步到位的修复技术无法进行推广应用。因此,对小腿 Gustilo-Anderson ⅢC 型骨折采用保肢治疗后分期修复骨软组织仍是目前的主流治疗观点。

综上所述,对小腿 Gustilo-Anderson ⅢC 型骨折进行分期阶梯式治疗,虽然治疗过程曲折、治疗时间久,但可使毁损肢体得以保肢并恢复部分功能,同时具备实用性强、安全可靠等特点。其修复理念包括:①急诊Ⅰ期保肢治疗,通过彻底清创后修复重要血管、神经、肌腱,骨折予以外固定支架固定,创面采用 VSD 覆盖实现肢体存活;②Ⅱ期修复皮肤软组织缺损,通过游离皮瓣术实现肢体皮肤软组织的修复;③Ⅲ期修复骨组织,通过更换内固定、植骨及骨延长技术实现骨组织的修复。

(郑宪友　宋家林)

索引